孙光荣医案解读

——中医辨治六步程式

孙光荣　薛武更　编著

北京市卫生系统高层次卫生技术人才培养项目　资助

U0212465

人民卫生出版社

·北京·

图书在版编目（CIP）数据

孙光荣医案解读：中医辨治六步程式 / 孙光荣，薛武更编著 . —北京：人民卫生出版社，2020.11

ISBN 978-7-117-30654-6

Ⅰ. ①孙…　Ⅱ. ①孙…②薛…　Ⅲ. ①辨证论治　Ⅳ. ①R241

中国版本图书馆 CIP 数据核字（2020）第 196782 号

人卫智网	www.ipmph.com	医学教育、学术、考试、健康， 购书智慧智能综合服务平台
人卫官网	www.pmph.com	人卫官方资讯发布平台

孙光荣医案解读
——中医辨治六步程式
Sun Guangrong Yi'an Jiedu
——Zhongyi Bianzhi Liubu Chengshi

编　　著：孙光荣　薛武更
出版发行：人民卫生出版社（中继线 010-59780011）
地　　址：北京市朝阳区潘家园南里 19 号
邮　　编：100021
E - mail：pmph @ pmph.com
购书热线：010-59787592　010-59787584　010-65264830
印　　刷：保定市中画美凯印刷有限公司
经　　销：新华书店
开　　本：710×1000　1/16　印张：14
字　　数：215 千字
版　　次：2020 年 11 月第 1 版
印　　次：2020 年 11 月第 1 次印刷
标准书号：ISBN 978-7-117-30654-6
定　　价：49.00 元

打击盗版举报电话：010-59787491　E-mail：WQ @ pmph.com
质量问题联系电话：010-59787234　E-mail：zhiliang @ pmph.com

前　言

中医医案，是中医药传承和研究的重要方法和载体，而典型医案则是名老中医临床思辨特色和临床经验的具体体现。典型医案的收集、整理和研究，更能准确理解和提炼名老中医的学术经验，有利于做好名老中医学术经验的总结和传承。正如近代著名国学大师章太炎说："欲求前人之经验心得，医案最有线索可寻。循此专研，事半功倍。"

恩师孙光荣教授，为第二届国医大师，是著名的中医临床学家、文献学家和教育学家。他博采众长，德业双馨，擅长治疗中医内科、妇科疑难杂症，如肺系病、脾胃病以及脑病、肿瘤、月经病、带下病等，对情志病及中医养生亦颇有研究。临床上，恩师倡"中和"学术思想，融合丹溪、东垣两家之长，形成了"调气血、平升降、衡出入"的诊疗思想，创造经方化裁应用模式，形成孙光荣系列经验方，受到广大患者的尊敬和欢迎。

侍诊期间，我悉心记录恩师临证医案。此后，随着临床实践的深入，通过对恩师病案的整理学习，反复研读，寸积铢累，对恩师学术思想和用药特点有了进一步的认识，更能体会恩师辨证之精准、组方之巧妙、用药之轻灵、疗效之确切，真可谓是"清、平、轻、巧、灵"。通过跟师学习及对恩师医案的整理学习，我从中吸取了无穷的"营养"，对临床水平不断提高起到了极大的推动作用。兹不揣浅陋，在恩师的指导下，将其典型病案加以解读，公诸同好，以发扬其学术思想，推广其临证经验。

书中所选病案，以跟师期间所录病案为主，另选少量恩师既往发表的病例，期望通过病案解读，使恩师对某一类病种的诊疗思想和用药经验得以较为全面的展示。该书选取医案力争精简，虽然数量不多，但种类丰富，涵盖肺系病、心系病、脾胃病、妇科病、血液病及情志病等。

对医案的解读，以恩师"中医辨治六步程式"为体例，即以"四诊审证→审证求因→求因明机→明机立法→立法组方→组方用药"的形式进行释读。对病案中所涉及恩师自拟经验方,则在第一次出现的病案中进行简要阐释。关于恩师的成长历程和学术思想、用药处方思路和临证经验等相关内容,可以参阅与其相关的其他著作。

　　从体例制定、病案选定到最终定稿,恩师一直予以高度关注和精心指导,可以说,本书的编写凝聚着恩师的心血。在编写过程中,得到"国家中医药管理局国医大师孙光荣传承工作室"及北京市丰台区方庄社区卫生服务中心领导的大力支持和帮助,对此深表感谢!编写本书时,参考了不少同门及同行的论著,主要参考资料已列于书后,对其作者一并致谢!

　　期望广大读者阅读本书时,提出宝贵建议。

薛武更

2020 年 3 月

目　录

临床辨治思维

医　案　解　读

临床辨治思维

中和辨证元素解析

中医辨证的纲领有八纲辨证、脏腑辨证、六经辨证、卫气营血辨证、经络辨证、气血津液辨证、脏腑八纲辨证等，但这些辨证方法都离不开"阴阳"之总纲，而"阴阳"在人体的基础是"气血"，然而"气血"在人体的表征是"形神"，而且是"神形合一"。所以，健康之人必须是"形与神俱"，若遇疾病，则"得神者昌，失神者亡"。正因如此，"形神"是中医辨证的首要元素。如果形神相合，即气血相应，亦即阴阳平衡，即是"中和"，这就是健康之象；反之，失神脱形，即是气血失和，也就是阴阳失衡，即违"中和"，也就是疾病之征。

一、"形神"是中医辨证的首要元素

形，即形体。神，有广义与狭义之分，狭义者言之精神、思维、意识等，广义者指一切生命活动，此处当取狭义之范畴。形与神必须相结合，相统一，此即形神一体观。因为人是一个有机整体的重要组成内容，总体归属于中医整体观念的范畴。

形主要通过望诊而得，亦得旁参问、闻、切三诊，统筹兼顾所有信息，以判明真假。望形，是指通过观察患者形体的强弱、高矮胖瘦及体型特点等来诊察病情的方法，又称之为望形体。

明形体，对疾病的判断意义重大，诚如《素问·三部九候论》所言："必先度其形之肥瘦，以调其气之虚实。"医者对患者的第一印象便为形体，形胖、形瘦立可判定，虚实之性，以略了然。人之形体与五脏六腑、四肢百骸在生理功能和病理变化上都有着密切的关系。《素问·经脉别论》有言："诊病之道，观人勇怯、骨肉、皮肤，能知其情，以为诊法也。"《黄帝内经》有言如此，后历代医家多推崇，足显形体之意义受众医者所重视。

宏观而言，可定强、弱、胖、瘦。形强者，体多强，身体强壮，骨骼健壮，胸廓宽厚，肌肉充实，皮肤润泽，筋强力壮，足显气血旺盛，脏腑坚实，身体健康，即使有病，亦为新感，为小疾；形弱者，体多弱，身体衰弱，骨骼细小，胸廓狭窄，肌肉消瘦，皮肤干枯，筋弱无力，示为气血不足，体质虚弱，脏腑脆弱，容易得病，为久病，或为重病；形胖者，体多重，肉盛于骨，脂肪偏多，头圆颈粗，肩宽胸厚，大腹便便，肥而能食，形气有余，肥而少食，形盛气虚，二者均多聚痰湿，故古人有云"肥人多痰""肥人多湿"；形瘦者，体多轻，肌肉消瘦，头细颈长，胸狭平坦，腹部瘦瘪，体形瘦长，甚者大肉尽脱，毛发枯槁；形瘦食多，中焦火炽，形瘦食少，中气虚弱，二者多气火有余，且阴虚居多，故古人有云"瘦人多火"。

微观而言，可判皮、肉、脉、筋、骨。此五者是构成躯体身形的基本要素，称为"五体"。根据五体与五脏的关系，即肺合皮毛，脾合肌肉，心合脉，肝合筋，肾合骨，可以根据五体的强弱反映五脏精气的盛衰，正如《难经·十四难》所载五损之说："一损损其皮毛，皮聚而毛落；二损损于血脉，血脉虚少，不能荣于五脏六腑；三损损于肌肉，肌肉消瘦，饮食不能为肌肤；四损损于筋，筋缓不能自收持；五损损于骨，骨痿不能起于床"。

更有体形体质以决气血阴阳之论，早在《黄帝内经》便有形体分类和体质关系的论述，"五形人""五态人""阴阳二十五人"就是当中记载，后世医家在此基础上多有阐发，但总体不越三类，即阴脏人、阳脏人、阴阳平和人。《医学心传》载"阴脏者阳必虚，阳虚者多寒，阴脏所感之病，阴者居多""阳脏者阴必虚，阴虚者多火，阳脏所感之病，阳者居多""平脏之人，或寒饮或热食，俱不妨事。即大便一日一度，不坚不溏。若患病，若系热者不宜过凉，系寒者不宜过热。至于补剂，亦当阴阳平补"之说。

神，来源于先天之精。男女构精，化生为人，即父母之精的结合孕育了生命，此后，也便产生了神。《灵枢·本神》曰："故生之来谓之精，两精相搏谓之神，随神往来者谓之魂，并精而出入者谓之魄。"

神，主要通过望诊而得，亦得旁参问、闻、切三诊，统筹兼顾所有信息，以判明真假。望神，是指通过观察人体生命活动的整体表现来判断健康状态、了解病情的方法。既包括对脏腑功能活动表征的观察，也包括对意识、思维、情志活动状态的审察，是对神气与神志的综合观察判断。

通过察神可以了解人之精、气、血、津液的情况，此为神的物质基础，《灵枢·平人绝谷》云："神者，水谷之精气也"，《灵枢·营卫生会》亦云："血者，神气也。"只有气血津液充足，脏腑组织功能才能正常，人体才能表现出良好的神气状态，正如《素问·六节藏象论》所言："气和而生，津液相成，神乃自生。"反之，精气血津液不足，神无以化，神无以养，故而少神、失神、假神、神乱等。

察神之重点在于双目、面色、神情及体态。古人云："人之神气，栖于二目"（《医原·望病须察神气论》），此言言及两目最能传神。目为五脏六腑之精气汇聚之地，《灵枢·大惑论》有言："五脏六腑之精气，皆上注于目而为精。"又言："目者，神气所生也。"故而，观察两目为望神之重中之重。目光炯炯，精彩内含，运动灵活，谓之有神；反之，双目无彩，晦暗呆滞，谓之无神。面部颜色亦是神气的外在重要征象。心主藏神，其华在面，故而面部皮肤的颜色及光泽的变化，能够比较准确地反映心神的充沛与否。皮肤荣润，红光满面，谓之有神；反之，皮肤枯槁，面色晦暗，谓之无神。诚如《医门法律·望色论》所言："色者，神之旗也，神旺则色旺，神衰则色衰，神藏则色藏，神露则色露。"神情是精神意识和面部表情的综合体现，是心神和脏腑精气盛衰的外在表现。神志清晰，思维有序，表情自然，谓之有神；反之，神志不清，思维紊乱，表情淡漠，谓之无神。人体的形体动态也是反映神之盛衰的主要标志之一，形体丰满，动作敏捷，摇转自如，多为有神；反之，消瘦枯槁，动作迟缓，转侧艰难，多为无神。

可知，神之产生与人体精气、脏腑功能及形体的关系十分密切，精气是神的物质基础，神是精气的外在表现。了解神的情况，便知气血、津液、五脏六腑及形体的情况，故而察神当为诊断之重要要素，正如《素问·移精变气论》所言："得神者昌，失神者亡"。

察形，是具体的把握；察神，是抽象的掌控。一个是具体可见，客观存在，另一个是要经过信息加工得出的主观判定。但二者之间联系密切，神为形之主，形为神之舍。临证之要，定要"形神合参"，一般而言，体健则神旺，体弱则神衰，正如《素问·上古天真论》所言"形与神俱"。若当神形表现不一时，更应该引起注意，如久病形羸色败，虽神志清醒，亦属于失神；新病神昏，虽然形体丰满，亦非良兆也。

综上所言，形与神是中医辨证纲领中的辨证要素之首要元素，而二者多以望诊所得，通过望诊的"第一印象"大致判断患者形与神的情况，继而旁参其他诊断方法进一步求证相关信息。

二、辨证元素的解析

孙光荣教授在长期临床实践之中,基于"中和思想",探索和总结了以"形神"为主线的 20 个辨证元素。其中,一般元素 10 个,即:时令、男女、长幼、干湿、劳逸、鳏寡、生育、新旧、裕涩、旺晦;重要元素 10 个,即:形神、盛衰、阴阳、寒热、表里、虚实、主从、标本、顺逆、生死。这 20 个元素之中,"形神"为主线。辨析这些元素,即可辨明"失中失和"之所在。对辨证元素的解析,孙光荣教授首重形与神的辨识,执此主线,从"一般情况""认知方式""思辨重点""临床意义""联系形神"五个方面对除"形神"之外的 19 个元素进行辨析。

(一)一般要素

1. 时令

(1)一般情况

时令,即时令季节,古来有 24 节气,即立春、雨水、惊蛰、春分、清明、谷雨、立夏、小满、芒种、夏至、小暑、大暑、立秋、处暑、白露、秋分、寒露、霜降、立冬、小雪、大雪、冬至、小寒、大寒,不同节气气候不同,对人体之生理及病理有较大影响。《素问·宝命全形论》言:"人以天地之气生,四时之法成",人是自然界的产物,自然界天地阴阳之气的运动变化与人体息息相关。在四时气候的变化中,每一季节都有其不同特点。因此,除一般性疾病外,常可以发生一些季节性多发病或时令性流行病。在疾病发展过程中,或某些慢性病恢复期中,也往往由于气候剧变或季节交替而使得病情加重、恶化或旧病复发。如关节疼痛的病症,常遇到寒冷或阴雨天气时加重。

(2)认知方式

时令季节比较好认知,根据农历时间记忆即可,或每次临证之前查阅一下时令季节,并大体了解此时令的特点。如:惊蛰,蛰是藏的意思。惊蛰是指春雷乍动,惊醒了蛰伏在土中冬眠的动物,对应人体而言,闭藏受到影响,气血流动加速。小暑,暑是炎热的意思。小暑就是气候开始炎热,暑为阳邪,侵袭机体伤津耗气,特别容易夹杂湿邪感病。

(3)思辨重点

首先,要考虑该病的发生与时令季节有无关系,如夏季感冒,多为暑湿感冒,此病的发生与时令季节密切相关;小儿秋季腹泻,多为轮状病毒感染所致,此季节易促长此病毒滋生。其次,要考虑该病证的发生是否与此时令季节相应,如大暑季节所致热证是相应之证,寒证为相逆之证。大寒季节所致寒病为相应之证,热证为相逆之证。

（4）临床意义

根据时令季节的特点,可以辨识该病是否为时病,使之根据时令特点来处理;可以辨别病证的特点是否与时令相应,以预测证候的逆顺,相应者为顺证,相逆者为逆证。可以按照时令季节的特点指导临床用药,正如《素问·六元正纪大论》所说:"用寒远寒,用凉远凉,用温远温,用热远热。"夏季炎热,机体阳气旺盛,腠理疏松开泻,容易汗出,即使感受风寒而致病,辛温发散之品不宜过用,以免伤津耗气或助热生变。寒冬时节,人体阴盛而阳气内敛,腠理致密,同是感受风寒,则辛温发表之剂用之无碍;但此时病当热证,则当慎用寒凉之品,以防损伤阳气。暑热之季,多有夹湿,故暑天治病,必须注意清暑化湿。秋燥之季,病邪多燥,应注意滋养濡润,慎用枯燥之剂。

（5）联系形神

时令季节对形神均有一定影响,春多风,主升发,形体舒展,神意畅达;夏多热,兼有湿,形体困倦,神意烦闷;秋多燥,伤津气,形体清瘦,神意肃寂;冬多寒,形体蜷缩,神意闭藏。

2. 男女

（1）一般情况

男女指性别而言,男女有别,男子属阳,多气,以肾为先天;女子属阴,多血,以肝为先天。《素问·上古天真论》有言:"女子七岁,肾气盛,齿更发长……七七,任脉虚,太冲脉衰少,天癸竭,地道不通,故形坏而无子也。丈夫八岁,肾气实,发长齿更……六八,阳气衰竭于上,面焦,发鬓颁白……"可知,不同阶段之男女生理及病理存在一定的差别。

（2）认知方式

主要通过望诊而知,普通男女辨识肉眼可知,少数需得进一步问诊以及检查外生殖器等情况。

（3）思辨重点

从面容、身形、气质、性格、步态、声音、皮肤等可辨识,男性多具阳刚之气,女性多具阴柔之质,然有难以鉴别者,须得从外生殖器或内生殖器可见,有双重性别者,甚至需得进行染色体核型分析。亦有少数性别更换者,抑或同性恋患者需得问诊而知。

（4）临床意义

男女之生理有别决定其疾病所归亦有所别,故而辨明本病是否与性别有关具有较大临床意义。如月经病、带下病为妇女之专病,多从气血论治;前列腺炎、前列腺增生为男子之专病,多从肾肝论治。即使同为感冒,男女用药亦应该有所差别。

（5）联系形神

男女与形神有着密切关系,男子形多高大、肩宽胸厚,四肢粗壮,神多以气养。女子形多瘦小,肩窄胸薄,四肢纤细,神多以血养。

3. 长幼

（1）一般情况

长幼实则为年龄之别,年龄不同,则生理机能、病理反应各异,自然治法应该区别对待。

（2）认知方式

通过望诊、问诊即可了解年龄。

（3）思辨重点

掌握患者的真正年龄,察其形与神是否与年龄相称,了解其发育是否正常。对于时间年龄与发育状况严重不匹配者,需要了解其骨龄发育情况,真正掌握患者的生理年龄。

（4）临床意义

辨别患者的年龄对了解其生理及病理状况有较大帮助,对临床用药有较大指导。小儿生机旺盛,但脏腑娇嫩,气血未充,发病则易寒易热,易虚易实,病情变化较快,用药量宜轻,疗程宜短,忌用峻剂;青壮年则气血旺盛,脏腑充实,发病多邪正相争剧烈,多为实证,可以侧重于攻邪泻实,用药量可重;老年人生机减退,气血日衰,脏腑机能衰减,病多表现为虚证,或虚中夹实,多用补虚之法,或攻补兼施,用药量应比青壮年少,讲究中病即止。

审查患者的长幼尚可以了解天癸的至与否、绝与否、早衰与否,可以进一步了解病因情况,是因病致衰,还是因衰而致病。对于生理发育严重落后于时间年龄者,多为"五迟"之范畴。

（5）联系形神

长幼与形神有一定的关系，年小者，形多娇嫩，形气未充，神意不足，迨至长极，形骸赅备，神意充沛，及至老年，形体消减，神意渐弱。至于早衰者，五迟者，形神皆不足，多为先天肾精不足，后天脾胃失养。

4. 干湿

（1）一般情况

干湿者，实则居住之环境也。不同的地域，地势有高下，气候有寒热燥湿，水土性质各异，正所谓"一方水土养育一方人"。

（2）认知方式

主要通过问诊而得之，可以旁参望诊。

（3）思辨重点

问询患者的原籍、长期居住地、现居住地，根据提供信息，了解所在地之气候特点及民俗风情。

（4）临床意义

了解患者居住地之干湿，可以明了此病是否与所在环境相关，可以针对性采取措施。如我国东南之处，滨海傍水，地势低洼，气候温暖潮湿，患者腠理多疏松，阳气容易外泄，容易外感邪气而致感冒，风热者居多，多采用桑叶、菊花、薄荷之类。即使因风寒所致，亦多选用荆芥、防风，即使用及麻黄、桂枝亦应该减量而施之。

（5）联系形神

干湿与形神有一定关系，所居北方者，多干燥，形多粗壮；所居南方，多湿热，形多瘦。

5. 劳逸

（1）一般情况

劳逸是指劳累和安逸。劳逸结合是保证人体健康的必要条件，如果劳逸失度，长时间过于劳累，或过于安逸，则不利于健康，导致脏腑经络及气血津液等的失常，进而导致疾病的发生。

（2）认知方式

主要通过望诊与问诊所知。

（3）思辨重点

通过问询了解患者是多脑力劳动还是体力劳动，目前是处于悠闲状态还是处于繁忙状态,是否有较大的压力及思想包袱。

（4）临床意义

过劳、过逸均可以导致疾病。过劳又曰"过度劳累",包括劳力过度、劳神过度、房劳过度三种。劳力过度,又称"形劳",长时间的过度劳力可以耗伤脏腑精气,导致脏腑之气虚少,继而功能减退。正如《素问·举痛论》所言:"劳则气耗。"劳力过度尚可以导致形体损伤,久而积劳成疾,正如《素问·宣明五气》所言:"久立伤骨,久行伤筋。"劳神过度,又称"心劳"或"神劳",长时期用脑过度,思虑劳神而积劳成疾。房劳过度,又称"肾劳",房事太过,或者频繁的手淫等耗伤了肾精与肾气,而见腰膝酸软、耳鸣盗汗等,正如《素问·生气通天论》所言:"因而强力,肾气乃伤,高骨乃坏。"过逸,又曰"过度安逸"。长期的不劳作,不思考问题,生活安逸,居安无危,导致气机不畅,进而脏腑机能减退,脾胃呆滞不振,久则津液代谢异常,使得阳气失于振奋,导致脏腑经络机能减退,体质虚弱,正气不足,抵抗力下降,正如《素问·宣明五气》所言:"久卧伤气,久坐伤肉。"

（5）联系形神

劳逸与形神关系较为密切。劳逸需结合,劳逸需适度,过劳可以耗伤形神,劳神而又伤肉,过逸亦可致气机不畅,阳气不振而神情不转,形体消减。

6. 鳏寡

（1）一般情况

鳏指鳏夫,寡指寡妇,指夫妻丧偶,现多有离异的情况。和谐正常的夫妻生活能够保持良好的情绪,促进气血津液的运行;反之,阴阳失调,情志紊乱,酿生疾病。

（2）认知方式

主要通过问诊而获知。

（3）思辨重点

通过问询了解是否结婚,是否独居,是否离异,是否有丧偶情况,是否有正常稳定的房中之事。进一步求证病因,辨明该病的发生是否与鳏寡有关,是疾病导致了鳏寡,还是鳏寡导致了疾病。

（4）临床意义

古人强调"阴阳和",鳏寡之人从家庭而言,阴阳已经失和,此将影响情志,或直接伤及内脏,尤易伤及心、肝、脾,或影响脏腑气机,悲则气消,思则气结,继而发为情志病。

（5）联系形神

鳏寡与形神有一定关系,突致鳏寡,多能影响情志,伤及心神。

7. 生育

（1）一般情况

生育多与生殖功能及胎产后疾病有关,了解男子不育、早泄、阳痿等情况,了解女子不孕、早孕、妊娠次数、生产胎数等情况。

（2）认知方式

多通过问诊与切诊所知,问诊可了解男子不孕不育、性生活等情况,可了解女子不孕不育、经带胎产等情况,切诊可以了解气血状况及是否早孕。

（3）思辨重点

明辨患者是否怀孕,有无异常;明确患者是否不孕不育,是全不产还是断绪;问询患者性生活情况;问询女子妊娠次数、流产次数、产子情况。

（4）临床意义

男子二八肾气盛,天癸至,精气溢泻,阴阳和,故能有子,女子二七而天癸至,任脉通,太冲脉盛,月事以时下,故有子。可见天癸是生育产子之关键。天癸是肾精及肾气充盈到一定程度而产生的具有促进人体生殖器官发育成熟和维持人体生殖机能作用的一种物质。天癸主要源自肾,是生育之关键。故而生育情况能够较好了解肾气、肾精。生育问题尚可指导用药,怀孕期用药一定要慎重,有慎用者,有忌用者,多次妊娠胎产者,应该多兼顾补益气血。

（5）联系形神

生育辨证要素与形神有一定关系,不孕不育者,多肾气、肾精不足,形神不足;多次妊娠、多胎、多子者多损及肾气、肾精,亦会衰减形神。

8. 新旧

（1）一般情况

病之新旧多就病程而言,病程短,多为新病,病程久,多为旧病。旧病是中医问诊之一,相当既往史;或过往史,现多已经痊愈,不再治疗。新病多为现代医学的现病史。

（2）认知方式

新旧的确定多由问诊而定,问发病的时间及其持续时间便知。

（3）思辨重点

通过问询了解起病时间,确定病为新病还是旧病,伤为新伤还是旧伤。

（4）临床意义

辨明新旧可进一步明确病因,可了解新病引发旧病还是旧病带发新病,可以根据新病与旧病以辨明标证与本证,进一步指导治疗,即当务之急,当从新病论治还是从旧病切入。

（5）联系形神

新旧辨证要素与形神有一定关系,新病多在短期内不影响形神,旧病时日久远,可能耗气伤精,继而损伤形神。

9. 裕涩

（1）一般情况

欲即富裕,涩即贫穷。多指患者家庭条件和经济条件,人之生理及病理受情志有较大影响,而裕涩往往会影响情志,经济条件宽裕者,多心情良好,精神振奋,人际关系较好,有利于身心健康;经济条件拮据者,多愁闷忧虑,思想负担重,不利于身心健康。

（2）认知方式

通过问诊及望诊可以获知此要点。

（3）思辨重点

通过问诊及望诊可以了解患者是富裕还是贫穷,临证通过患者信息可以侧面了解相关情况,如:是否为医保病人、家中人员组成、职业等。了解患者既往有无过度治疗或（和）不及治疗、有无过度检查或（和）不及检查。

（4）临床意义

贫与富对人体而言没有绝对的影响,关键要看以何心态处之。但一般而言,经济地位过好,养尊处优,肥甘厚腻,容易使人骄恣纵欲;经济地位低下,容易使人自卑颓丧,二者均有弊端,久之,可影响人体脏腑机能和气血运行。当经济条件有巨大波动时会影响人之生理状态与病理状态。《素问·疏五过论》指出:"尝贵后贱"可以导致"脱营"病变,"尝富后贫"可以导致"失精"病变。

（5）联系形神

裕涩辨证要素与形神有一定联系。裕者,物质丰富,肥甘厚腻,体态多丰腴;涩者,家境贫寒,粗茶淡饭,体态消瘦。从物质而言,裕涩对神无太多影响,然而,从情志而言,裕者,多心情舒畅,神采奕奕;涩者,多情志抑郁,神思萎靡。

10. 旺晦

（1）一般情况

旺,指顺利,处在顺境;晦,指不顺,处在逆境。旺晦多影响情志,从而影响人之生理及病理状态。

（2）认知方式

通过问诊及望诊可知该辨证要素。

（3）思辨重点

问询患者生活处境的顺与逆、家庭环境是否和睦、工作是否顺心、情绪是否良好。了解本病是否与所遭境遇有关系,是否与情绪有关。

（4）临床意义

旺者多喜,晦者多怒、忧、思、悲,然此情志长久刺激均会引发或诱发疾病。诚如《灵枢·百病始生》云:"喜怒不节则伤脏。"通过旺晦的了解尚可指导治疗,在治疗本病的时候是否需要兼调情志。

（5）联系形神

旺晦之辨证要素与形神有一定关系,旺晦多由情志而影响神情,旺者多喜,神志多佳;晦者多悲,神志不佳。

（二）重要要素

1. 盛衰

（1）一般情况

盛衰多指邪正的盛与衰。《素问·通评虚实论》云:"邪气盛则实,精气夺则虚。"虚与实一般是相对而言的,实指邪气盛,是以邪气亢盛为矛盾的主要方面;虚指正气不足,是以正气虚损为矛盾的主要方面。正气与邪气两种力量不是固定不变的,而是在其不断斗争的过程中,发生力量对比的消长盛衰变化。

（2）认知方式

盛与衰通过望、闻、问、切四诊综合而得,然孙光荣教授临证体悟,切诊当为其中之重点,脉数、滑、洪等多为盛,脉细、虚弱无力等多为衰。

（3）思辨重点

辨别盛衰,即辨明虚实。孙光荣教授在临证体悟,重点需要辨别气血之虚实,是气血旺盛,还是气血亏虚,有无气滞、有无血瘀。

（4）临床意义

盛者有两层含义,一指邪气,二指正气。邪气盛者,多实证,常见于外感六淫和疫气致病的初期和中期,或由于水湿痰饮、食积、气滞、瘀血等引起的内伤病证。实证多见于体质比较壮实的患者。正气盛者,气血多充足,体质多强壮,一般不容易生病,即使感病亦较轻,且容易康复。衰多指正气不足,多虚证,多见于素体虚弱,精气不充,或病程日久,耗伤人体的精血精液,正气化生无源。盛衰不是绝对的,有虚实错杂,其可分虚中夹实、实中夹虚两类;有虚实转化,其可分为由实转虚和因虚致实两种;尚有虚实真假,包括真实假虚和真虚假实。盛衰与疾病的转变密切相关,大体可以分为正胜邪退、邪去正虚、邪胜正衰、邪正相持四种情况。

（5）联系形神

盛衰与形神密切相关。邪气盛者可影响形神,病久伤形,邪气重者扰神、乱神。正气盛者,精气足,培形而育神。正气衰者,精气血津液皆不足,形体亦不充,神无以养,故而可出现少神、失神等。

2. 阴阳

（1）一般情况

阴阳是归类病证类别的两个重要纲领,它无所不指,亦无所定指。疾病的性质、证的类别及临床表现,均可以用阴阳进行概括或归类。如《素问·阴阳应象大论》说:"善诊者,察色按脉,先别阴阳"。后续医家秉承此观念,《类经·阴阳类》云:"人之疾病,必有所本,故或本于阴,或本于阳,病变虽多,其本则一。"《景岳全书·传忠录》亦云:"凡诊病施治,必须先审阴阳,乃为医之纲领,阴阳无缪,治焉有差? 医道虽繁,而可以一言蔽之者,曰阴阳而已。"

（2）认知方式

可以通过望、闻、问、切四诊合参获得阴阳的信息,但首重望诊。

（3）思辨重点

辨别人体生理之阴阳,对人体组织结构之阴阳归属及人体生理功能之阴阳归类应熟知。对病因的阴阳分类要辨别清楚,对病理变化的阴阳属性要辨识清晰,如:阴偏盛、阳偏盛、阴偏衰、阳偏衰、阴损及阳、阳损及阴、阴盛格阳、阳盛格阴、亡阴证、亡阳证。要细辨面色、脉象、舌象、声音是否一致,是否类归阴与阳。

（4）临床意义

色泽鲜明者多属阳,色泽晦暗者多属阴。语声高亢洪亮、多言躁动者,多属实、属热,为阳;语声低微无力、少言而沉静者多属虚、属寒、为阴。呼吸微弱,多属于阴证;呼吸有力声高气粗,多属于阳证。躁动不安多属于阳,蜷卧静默多属于阴;身热恶寒多属于阳,身寒喜暖多属于阴。寸部脉为阳,尺部脉为阴;脉至者为阳,脉去者为阴;数脉多为阳,迟脉多为阴;浮大洪滑脉多为阳;沉涩细小脉多为阴。症见面色苍白、四肢逆冷、精神萎靡、畏寒蜷卧、脉微欲绝,兼有面红、烦热、口渴、脉大无根者多为阴盛格阳,即真寒假热证;症见壮热、面红、气粗、烦躁、舌红、脉数大有力,兼有四肢厥冷者,多为阳盛格阴,即真热假寒证。症见冷汗淋漓、心悸气喘、面色苍白、四肢逆冷、畏寒蜷卧、精神萎靡、脉微欲绝等症多为亡阳证;症见大汗不止、烦躁不安、心悸气喘、体倦无力、脉数躁动等症多为亡阴证。

（5）联系形神

阴阳之辨证要素与形神有重要关系,形神多可以用阴阳的事物属性去归类,形强神充多为阳,形弱神失多为阴。

3. 表里

（1）一般情况

表里是辨别病变部位之内外、深浅重要纲领。表与里是一组相对概念,皮肤多属表,筋骨多属里;腑多属表,脏多属里;络多属表,经多属里;三阳经多属表,三阴经多属里。一般而言,身体的皮毛、腠理在外,属表;血脉、骨髓、脏腑在内,属里。表里辨别多对外感疾病的诊断及治疗有重要意义,它可以说明病情的轻重深浅及病机变化的趋势,从而把握疾病演变的规律,取得诊疗的主动性。

（2）认知方式

可以通过望、闻、问、切四诊合参获得表里的信息,但首重切诊。

（3）思辨重点

问明起病时间及其发病的诱因,问明病痛之所在,明确掌握病位。弄清病在体表还是脏腑,在经还是在络,辨清当前主要是表证未除还是里证未显,关键是表为主还是里为主。

（4）临床意义

症见新起恶风寒,或恶寒发热,头身疼痛,喷嚏,鼻塞,流涕,咽喉肿痛,微有咳嗽、气喘,舌淡红,苔薄白,脉浮者,多为六淫等邪气,经皮毛、口鼻侵入机体的初期阶段,正气抗邪于肌表,发为表证;症见寒热往来,胸胁苦满,心烦喜呕,默默不欲饮食,口苦,咽干,目眩,脉弦者,所谓半表半里之证;症见非表证与半表半里之证者,多为脏腑、气血、骨髓等受病,发为里证。

（5）联系形神

寒热之辨证要素与形神有重要关系。表证者,形神多不受损害;里证者,形神多有损害。

4. 寒热

（1）一般情况

寒热是辨别疾病性质的两个重要纲领。寒有表寒与里寒之分,表寒者多为外感寒邪,里寒者多为阳气虚衰而致阴寒内盛。热有表热与里热之别,表热者多为外感火热之邪,里热者多为阴液不足而致阳气偏亢所致。《素问·阴阳应象大论》言:"阳胜则热,阴胜则寒",《素问·调经论》言:"阳虚则外寒,阴虚则内热。"

（2）认知方式

可以通过望、闻、问、切四诊合参获得寒热的信息,但首重问诊。

（3）思辨重点

问清患者发热、恶寒的时间、程度、部位,厘清先寒后热、先热后寒,是否有寒热往来,是否伴发寒战,务必辨清寒热真假。

（4）临床意义

症见恶寒喜暖,肢体蜷缩,冷痛喜温,口淡不渴,痰、涕、涎液清稀,小便清长,大便溏薄,面色白,舌淡苔白,脉紧或迟者,多为感受寒邪或阳虚阴盛,导致机体活动功能受到抑制,发为寒证;症见发热,恶热喜冷,口渴欲饮,面赤,烦躁不宁,痰、涕黄稠,小便短黄,大便干结,舌红少津,苔黄燥,脉数等,多为感受热邪,或脏腑阳气亢盛,或阴虚阳亢,导致机体机能活动亢进,发为热证。孙光荣教授多年研习《中藏经》,总结其寒热,多以面色、身神、脉象、主诉四者为要素,即以形、证、脉、气为依据,可分为脏寒证,脏热证;腑寒证,腑热证。如:

肝寒证,"两臂痛不能举,舌本燥,多太息,胸中痛,不能转侧,其脉左关上迟而涩";肝热证,"喘满而多怒,目疼,腹胀满,不嗜食,所作不定,睡中惊悸,眼赤视不明,其脉左关阴实"。

心寒证，"心有水气则痹，气滞身肿，不得卧，烦而躁，其阴肿"；心热证，"左手寸口脉大甚，则手内热赤，肿太甚，则胸中满而烦，澹澹，面赤，目黄"。

脾寒证，"吐涎沫而不食，四肢痛，滑泄不已，手足厥，甚则颤栗如疟"；脾热证，"面黄目赤，季胁痛满"。

肺寒证，"喘咳，身但寒不热，脉迟微"；肺热证，"唾血，其脉细、紧、浮、数、芤、滑"或"胀满，喘急，狂言，瞑目"，"口鼻张，大、小便头俱胀，饮水无度"。

肾寒证，"阴中与腰脊俱疼，面黑耳干，哕而不食，或呕血"，或"腹大，脐肿，腰重痛，不得溺，阴下湿如牛鼻头汗出，大便难，其面反瘦"；肾热证，"口舌干焦，而小便涩黄"，或"口热舌干，咽肿，上气，嗌干及心烦而痛，黄疸，肠澼，痿厥，腰脊背急痛，嗜卧，足下热而痛，腑酸"。

胆寒证，"恐畏，头眩不能独卧"；胆热证，"惊悸，精神不守，卧起不宁，多睡"。

小肠寒证，"泄脓血，或泄黑水"，"下肿重"；小肠热证，"口生疮，身热去来，心中烦满，体重，小便赤涩"。

胃寒证，"腹中痛，不能食冷物"，"左关上脉浮而迟"；胃热证，"面赤如醉人，四肢不收持，不得安卧，语狂，目乱，便硬，唇黑，热甚则登高而歌，弃衣而走，癫狂不定，汗出额上，衄衊不止，左关上脉浮而数"。

大肠寒证，"溏泄"；大肠热证，"（便）结，胀满而大便不通，垢重；热极则便血"。

膀胱寒证，"小便数而清"；膀胱热证，"气急，苦小便黄涩""小便不利"。

三焦寒证，"不入食，吐酸水，胸背引痛，嗌干"；三焦热证，"上焦实热则额汗出身无汗，能食而气不利，舌干口焦咽闭，腹胀，时时胁肋痛；中焦实热则上下不通，腹胀而喘咳，下气不上，上气不下，关格而不通；下焦实热则小便不通，大便难，苦重痛"。

（5）联系形神

寒热之辨证要素与形神有重要关系。寒证形多收引，多蜷缩，神意淡漠；热证形多亢进，神意躁急，甚则狂躁。

5. 虚实

（1）一般情况

虚实是辨别邪正盛衰的两个重要纲领，主要反映疾病过程中人体形神与正气的强弱和致病邪气的盛衰。实多指邪气亢盛，虚多指正气不足，正如《素问·通评虚实论》所言："邪气盛则实，精气夺则虚"，《景岳全书·传忠录》亦云："虚实者，有余不足也。"

（2）认知方式

可以通过望、闻、问、切四诊合参获得虚实的信息，但首重切诊。

（3）思辨重点

辨别神、形、证、脉、舌、便六者是否一致，辨别虚证、实证、虚实真假，进一步明确应不应补，该不该泻。

（4）临床意义

虚证多以人体阴阳、气血、津液、精髓不足，以"不足、松弛、衰退"等为表现，实证多以感受外邪，或疾病过程中阴阳气血失调，体内病理产物蓄积，以"有余、亢盛、停聚"为主要特征。若实证兼有神情默默，身体倦怠，懒言，脉象沉细等虚证，多为真实假虚证，正所谓"大实有赢状"；若虚证兼有腹胀腹痛、二便闭塞、脉弦等实证，多为真虚假实证，正所谓"至虚有盛候"。

然虚实之辨，各家所据不同，或以正气盛衰分，或以邪气盛衰分，或以病与不病分，或以气血分，或以痼新分，或以寒热分，或以结散分，或以壅陷分，或以动静分，或以顺逆分，未能划一。孙光荣教授从《中藏经》体悟其以阴阳之病证、脏腑之上下分属虚实诸候，简明扼要。如：

肝实证，"引两胁下痛，（痛）引小腹，令人喜怒"；肝虚证，"如人将捕之"。

心实证，"小便不利，腹满，身热而重，温温欲吐，吐而不出，喘息急，不安卧"，"喜笑不息"，"其脉左寸口及人迎皆实大"；心虚证，"恐惧多惊，忧思不乐，胸腹中苦痛，言语战栗"。

脾实证，"舌强直，不嗜食，呕逆，四肢缓"；脾虚证，"精不胜，元气乏，失溺不能自持"。

肺实证，"上气喘急，咳嗽，身热，脉大"；肺虚证，"力乏，喘促，右胁胀，语言气短，不能息，喘咳上气，利下，多悲感，耳重，嗌干"。

肾实证，"烦闷，脐下重"，"腹大胫肿，喘咳，身重寝汗出，憎风"；肾虚证，"面色黑，其气虚弱，翕翕少气，两耳若聋，精自出，饮食少，小便清，膝下冷，其脉沉滑而迟"。

胆实证，"惊悸，精神不守，卧起不宁"；胆虚证，"恐畏，头眩不能独卧，左关上脉阳微"。

小肠实证,"口生疮";小肠虚证,"泄脓血,或泄黑水,左寸口脉浮而微软弱"。

胃实证,"中胀便难,肢节疼痛,不下食,呕吐不已","左关上脉浮而短涩";胃虚证,"肠鸣腹满,引水,滑泄"。

大肠实证,"胀满而大便不通";大肠虚证,"滑泄不定"。

膀胱实证,"气急,小便黄涩","腹胀大";膀胱虚证,"小便数而清"。

三焦实证,上焦实则舌干、口焦、咽闭,腹胀;中焦实则上下不通,下焦实则小便不通而大便难;三焦虚证,上焦虚不能制下,遗便溺而头面肿;中焦虚则腹鸣鼓肠,下焦虚则大、小便泄下而不止。

（5）联系形神

虚实之辨证要素与形神有重要关系,虚者多形弱神衰,实者多形强神亢,进而发展为形弱神衰。

6. 主从

（1）一般情况

主者,主证也,即疾病之主要矛盾;从者,次证也,或称兼症,或称伴发症,为疾病之次要矛盾。

（2）认知方式

可以通过望、闻、问、切四诊合参获得主从的信息,但首重问诊。

（3）思辨重点

问明病史、症状、体征、因果关系,明了主诉及其他医生治疗经过及其治疗效果。厘清本病的主证与从证,明确当前主证与从证。

（4）临床意义

辨清主从可以指导治疗,主证者当务之急宜解决,防止疾病进展,及时控制病情,次证者兼而顾之。

（5）联系形神

主从之辨证要素与形神有一定关系,主证者多影响形神,从证者多影响不大。

7. 标本

（1）一般情况

标和本的概念是相对的,标本关系常用来概括说明事物的现象和本质,亦可概括疾病过程中矛盾的主次先后关系。本,是事物的主要矛盾;标,是事物的次要矛盾。标本是随着疾病发展变化的具体情况而变化的。就邪正而言,正气为本,邪气为标;就病机与症状而言,病机为本,症状为标;就疾病先后言,旧病、原发病为本,新病、继发病为标;就病位而言,脏腑精气病为本,肌表经络病为标。故而,标本不是绝对的,而是相对的,有条件的。

（2）认知方式

标本的辨识主要为问诊,亦需旁参望、闻、切三诊。

（3）思辨重点

通过四诊的筛查,当需明断疾病的本质与表现、真与假、急与缓。能够准确地分清病证的主次先后与轻重缓急,从复杂的疾病矛盾中找出其主要矛盾或矛盾的主要方向,进而采取有针对性的治疗方法,以获得理想的治疗效果。

（4）临床意义

明辨标本之后,需要制定治则,即选择"急则治其标""缓则治其本""标本兼治",以指导治疗。急则治其标,在疾病过重中出现某些危急症状的时候,应当先治或急治。此时,病证过程中的危重症状已经成为疾病矛盾的主要方面,若不及时解决,当危及生命。如大出血病人,无论何种原因导致,均采取紧急止血的措施,待血止后再予以针对性治疗。缓则治其本,对于病情缓和、病势迁延、暂无急重病状的情况下,此时必须着眼于疾病本质的治疗。因为标证是源自于本证,本证得到治疗,标证自然随之消失或缓解,如哮喘缓解期的治疗。尚可采取标本兼治,在标证与本证错杂并重时可采取此法。

（5）联系形神

标本之重要辨证要素与形神有重要联系。标证多显于神,本证多显于形。标证病短、多实,影响神情;本证病长、多虚,病久则伤形。

8. 逆顺

（1）一般情况

逆,即逆证;顺,即顺证。此辨证要素系孙光荣教授化裁于《中藏经》,为孙光荣教授研读《中藏经》之心得。《中藏经》源于《黄帝内经》而异流,以形、证、脉、气为依据,创立"脏腑辨证八纲",曰"虚实寒热生死逆顺"。辨病机则定性为寒、热、虚、实,辨病势则预后为生、死、逆、顺,指出:"夫人有五脏六腑,虚、实、寒、热、生、死、逆、顺,皆见于形证脉气,若非诊察,无由识也。"其脏腑辨证八纲之学术思想十分明确,独具特色。辨证要旨为判定顺逆、决断生死,认为"生死致理,阴阳中明;从逆之兆,亦在乎审明"。

（2）认知方式

可以通过望、闻、问、切四诊合参获得逆顺的信息,但首重切诊。

（3）思辨重点

脉证合参,顺逆可判。然一病有多证多脉,一证亦有多症多脉,如何撮其要领以辨顺证、逆证?《中藏经》以阴阳病证和形脉之相符与否而辨识顺逆。尚得了解病程、证候、治疗效果反馈,疾病是否向愈,抑或恶化。医者是否失治,抑或误治,是否重新诱发。

（4）临床意义

凡阳病阴证、阴病阳证、上下交变、阴阳颠倒、冷热相乘,皆可谓阴阳病证不相符,是为逆证;凡形瘦脉大、胸中多气,形肥脉细、胸中少气,皆可谓形脉不相符,亦为逆证。反此者,则为顺证。《中藏经·察声色形证决死法第四十九》指出:"凡人五脏六腑,荣卫关窍,宜平生气血顺度,循环无终,是为不病之本,若有缺绝,则祸必来矣。"此即通常达变以知顺逆之义。"要在临病之时,存神内想,息气内观,心不妄视,着意精察,方能通神明,探幽微,断死决生,千无一误"。此乃《中藏经》脏腑辨证之心法。

（5）联系形神

逆顺之辨证要素与形神有重要关系。顺证多不影响形神,逆证多消耗形体,耗伤心神。

9. 生死

（1）一般情况

生证,即易痊之证(良性);死证,即难愈之证(恶性)。此辨证要素,并非仅限于死生之含义。"生死"辨证要素亦源自于孙光荣教授对《中藏经》之感悟。纵览医籍,凡虚实寒热之辨者,汗牛充栋,而决生死逆顺者,凤毛麟角。《中藏经》则将决生死逆顺列为辨证之纲,明断其病证"不治""死""几日死""十死不治",或断"可治""不妨""不治自愈",辞确言明。而且在论杂病之后,更以"论诊杂病必死候第四十八""察声色形证决死法第四十九"两篇,列举决死之脉候共116条,专论决生死法,盖以望诊、闻诊及切诊所获知患者舌象、脉象以及声音、色泽、形体、气味等形、证、脉、气为依据,决断其病证之生死逆顺。

（2）认知方式

可以通过望、闻、问、切四诊合参（包含各种理化检查结果），获得生死的信息，但首重切诊。

（3）思辨重点

通过四诊了解机体之整体，察明脉象、舌象、特殊指征，问明得食与否，进一步了解生机是否存在，判明疾病的预后。

（4）临床意义

辨生死亦当视脉证是否相符，而《中藏经》则据五色、五脉、时气三者相应与否而明辨，且尤重脉诊以别生死，兼顾色泽以定吉凶。《中藏经·论诊杂病必死候第四十八》曰："五脏六腑之气消耗，则脉无所依，色无所泽，如是者百无一生。"所谓"生证"，系指病重而可治，或可不治自愈者，如："肝之病，身热恶寒，四肢不举，其脉弦长者可生"；"夏日心病，左手寸口脉弦而长或缓而大者可生"；"脾病其色黄，饮食不消，心腹胀满，身体重，肢节痛，大便硬，小便不利，其脉微缓而长者可治"；"饮酒当风，中于肺则咳嗽喘闷，……无血者，可治；面黄目白者，可治"；"冬脉沉濡而滑曰平，反浮涩而短，肺来乘肾，虽病易治；反弦细而长者，肝来乘肾，不治自愈；反浮大而洪，心来乘肾，不为害"。所谓"死证"，系指病重难治，或虽病轻、未病而其人不寿者。如："肝病则头痛，胁痛，目眩，肢满，囊缩，小便不通，十日死"；"面青，人中反者，三日死"；"齿忽黑色者，三十日死"；"心病，狂言汗出如珠，身厥冷，其脉当浮而大，反沉濡而滑；甚色当赤，今反黑者，水克火，十死不治"；"脾病则舌强语涩，转筋卵缩，牵阴股，引髀痛，身重不思食，鼓胀变则水泄，不能卧者，死不治也"；肺病"其人素声清而雄者，暴不响亮，而拖气用力，言语难出，视不转睛，虽未为病，其人不久"；"肾病手足逆冷，面赤目黄，小便不禁，骨节烦痛，小腹结痛，气上冲心，脉当沉细而滑，今反浮大而缓；其色当黑，其今反者，是土来克水，为大逆，十死不治也"。

（5）联系形神

生死之辨证要素与形神有重要联系，生证形神多不受损伤，死证形神多严重耗伤，很难恢复。

中医辨治六步程式解析

中医究竟是怎样看病的？中医怎样辨证论治、怎样明确诊断、怎样制定治疗方案、怎样开具处方？随着"中医药振兴发展迎来天时、地利、人和的大好时机"，随着《中医药法》的颁布实施，随着中医药五大优势资源的保护、继承、开发、利用，中医药事业已步入大发展的快车道。这类问题就成为业界和社会共同关注的热点。阐明中医诊疗全过程，就成为推动中医药事业发展的必然需求。随着现代科学技术进步，揭示中医诊疗思维模式的内涵，也成为巩固和提高中医临床服务水平、能力和促进中医药医疗、保健、教育、科研、文化、产业发展以及国际合作交流工作的必然需求。

中医的生命力在于有确切临床疗效，而获得确切临床疗效的前提是中医师具有中医临床思维，也就是具有中医对生命和疾病的认知方式，用以认识问题、分析问题、解决问题。这种思维模式是中医固有的、独特的、实用的，也是可复制、可传承、可推广的，这就是自古迄今中医临床应用、业界内外耳熟能详的"辨证论治"，或称为"辨证施治"。然而，辨证论治的内涵究竟是什么？辨证论治究竟是如何进行的？这一规矩值得认真深入总结、研究、揭示。长期以来，对辨证论治有众多释义，但笔者认为，归根结底，其内涵是"中医辨治六步程式"：四诊审证→审证求因→求因明机→明机立法→立法组方→组方用药。

此乃笔者临床体验的一得之愚，基于交流、请教之初衷，不揣冒昧谨奉达同道先进，尚祈不吝斧正。

一、中医临床思维方法 源远流长

中医药学发展至今已越两千年，"这一祖先留给我们的宝贵财富"来源于中华传统文化的培植浇灌，来源于历代医家的临床实践经验，来源于先贤后学的传承创新,因而呈现博大精深的理论和汗牛充栋的文献。纵观中医学理论知识体系的产生、发展及演化进程,无论朝代更迭还是文化碰撞,中医学都在不断汲取各个历史时期的观念、文化、理论、技术的多元素滋养,其辨证论治体系都在不断自我充实、自我更新、自我壮大,其出发点都是为维系人类健康服务,其目的都是认识人体生理、病理及探索疾病的防治规律。因此,追本溯源,中医药学理论知识体系的绝大多数内容几乎都是以临床为出发点展开、延伸的。换而言之,中医药学理论知识构建的根基来自临床。临床需求是推动其内涵外延持续发展的不竭动力。

自《五十二病方》辑录约 100 多个病证伊始,到标志着中医理论形成的《黄帝内经》载约 240 多个病证名,到初步确立中医诊疗模式的《伤寒杂病论》六经辨证,乃至《中藏经》脏腑辨证以及后世《诸病源候论》《千金要方》所载诊治的理论与方法,金元时期寒凉、攻下、补土、滋阴学派的争鸣,明代温补诸派、清代温病诸家、近代中西医学汇通医家等,都是以临床为出发点阐明独家对生命与疾病的认识观、治疗疾病的方法论以及具体的处方用药心得,都是围绕中医辨治的核心构建:理、法、方、药,都是围绕辨证与论治两个相互关联的环节。于是,明·张景岳创立以阴阳二纲,表里、寒热、虚实六变为纲领的辨证体系,为八纲辨证奠定了基础。嗣后,继之产生气血精津辨证、卫气营血辨证、经络辨证等辨证论治方法,直至 20 世纪 50 年代初,才正式使用辨证论治予以总结、编入教材,中医临床一直沿用至今。

二、中医临床思维特点——司外揣内

中国古代受"身体发肤,受之父母,不敢毁伤,孝之始也"的儒家传统思想的影响,人体解剖学当然受到限制。在此背景下,历代中医只能望闻问切,只能将"天地人"结合起来对病证及其病因病机、治则治法思考、探索;毋庸讳言,人体解剖实际上是离开了生命活体的气机而进行的,没有离开生命活体的气机所产生的病证的病理与解剖所观察的结果不是完全一致的。这样,反而促使中医学逐渐形成了独具特色和优势的天人合一、形神合一的"整体观",扶正祛邪、燮理调平的"中和观",养生健身、未病先防的"未病观",因时因人因地制订治疗方案的"制宜观"等中医观。

《灵枢·本藏》曰:"视其外应,以知其内脏,则知所病矣。"由于认识到脏腑与体表是内外相应的,通过望闻问切获知体表的表现,就可以揣知到体内的变化。例如,观察到嘴唇发绀、舌质暗绛,就必然可以测知心肺气滞血瘀,再结合是否胸闷、心悸或是否咳嗽气喘以及脉象是细涩还是弦紧,就可以进一步定位病在心还是病在肺。所以,《丹溪心法》曰:"欲知其内者,当以观乎外;诊于外者,斯以知其内。盖有诸内者形诸外。"由于"有诸内必形诸外",因而通过"司外"就可以"揣内",了解疾病发生的部位、性质,进而辨析内在的病理本质变化,就可解释显现于外的症状。这就是中医临床思维的特点,即"司外揣内"。

所以,中医临床观察和辨析的维度主要是功能的、动态的、宏观的、整体的,而不是结构的、静止的、微观的、局部的;不是"病"这一生命现象,而是"人"这一生命主体。由此产生中医基于治"人"的思维方式、特色理论、临床经验乃至话语体系,就决定了中医思维模式的独特性。因此,中医看病,主要是凭理论、凭观察、凭思辨,有的人说是"哲学中医""思辨中医""象数中医",实际上应该说是"智慧中医"。

当然,这既需要坚持中医理论的正确指导和拥有自身临床实践的丰富积累,更需要前人宝贵经验的传承。也正因如此,所以培养中医临床人才强调"读经典、多临床、拜名师";也正因如此,唯有强化中医思维模式,才能保有中医药学的特色优势;唯有强化中医思维模式,才能保有中华文化的基因与命脉;也正因如此,中西医结合是一条医学发展的正确道路,但从中西医理论认识的结合到中西医理论结合的认识论,从中西医治疗方法的结合到中西医结合的方法论,还有很长的路要走。

三、中医临床思维模式——中医辨治六步程式

"医者易也","易"是指《易经》的"易",意即中医是秉持辨析正邪、燮理阴阳之理济世救人的医生。究竟中医如何看病?《伤寒论》第十六条指明:"观其脉证,知犯何逆,随证治之。"这就是中医临床必须遵循的"三确认":"观其脉证",是四诊合参确认"主证";"知犯何逆",是辨析病因病机确认"主变";"随证治之",是针对主证、主变确认"主方"。而其关键又在于前八个字,"观其脉证"是辨证的切入,"知犯何逆"是审证求因的思辨。如何切入、如何思辨? 如上所述,前人通过临床的不断探索总结了诸多辨证纲

领,为什么没有统一的辨证纲领? 是因为疾病谱的不断变化,是因为临床认知不断提升。前一个纲领已经不够用,不能合理解释新病因、新病机、新证候,才倒逼产生新的辨证纲领。

现在,人类已经进入 21 世纪,新病种不断发生,疾病谱不断演变,各种疾病的致残率、死亡率的升降正在不断变化,中医辨证必须与时俱进,应当举中医药学界的全体之力,重点创新中医健康服务之"理",包括病因学说、病机学说等,而重点是创建中医新辨证体系,可以通过实验室研究、典型医案大数据分析、临床验证的系列方法,试行提取辨证元素,给出各元素的权重,按病种分类研究、继承、创新,建立精细化、标准化的新辨证体系。

但是,无论采用何种辨证体系,中医临床始终遵循辨证论治思维模式,其内涵是严谨的"中医辨治六步程式"。

第一步:"四诊审证"——打开病锁之钥

四诊,即中医以望、闻、问、切四种方法来了解疾病讯息,为探求病因、病机、病位、病势提供基础的过程,需要中医在临证时充分调动视觉、听觉、嗅觉及触觉来感知病人客观情况,同时通过询问患者或知情人来全面搜集相关资料,为最终做出正确判断提供依据。四诊是中医必须具备的基本功,就是靠四诊"观其脉证"。当然,X 光、磁共振、B 超、窥镜等现代科技手段,可以作为四诊的延伸,也是必不可少的。比如肿瘤等占位性病变,四诊是无法精确定位、定性的。然而,尽管现代医院有着诸多科技诊断仪器,但中医想要宏观、客观、系统地对疾病做出诊断,就不能单纯依靠现代科技检查,否则会陷入一叶障目而舍本逐末之虞。

中医前贤在四诊上付出了大量心血和智慧。自扁鹊滥觞,张仲景综合运用四诊于病、脉、证的分析,王叔和系统总结 24 种脉象,孙思邈重视望色、脉诊与按诊。宋金元时期,施发用图像形式表述脉象变化而著《察病指南》,崔嘉彦以四言体歌诀形式阐述脉理而著《崔氏脉诀》,滑寿著《诊家枢要》指出脉象变化和气血盛衰之间的关系并阐发小儿指纹三关望诊法,元代敖氏著《敖氏伤寒金镜录》成为舌诊第一部专著,李东垣还提出了"视精明(即望神),察五色(即望面色),听音声(即闻诊),问所苦(即问诊),方始按尺寸、别浮沉(即切诊)"的四诊具体做法内容。明清以后,李时珍以歌诀描述了 27 种脉象而著《濒湖脉诀》,张景岳《景岳全书》、李延昰《脉诀汇辨》、周学霆《三指禅》、周学海《脉义简摩》等均对脉诊理论有着详细的阐发论述,其中张景岳所创制的"十问歌"成为经典的问诊模式;清代叶天士以舌象变化结合卫气营血辨证判断病情发展,吴鞠通以舌诊作为三焦辨证用药依据等,同时期还产生了一批如《伤寒舌鉴》《舌胎统志》《舌鉴辨正》《察舌辨证新法》等总结舌诊的著作;清代林之翰《四诊抉微》是四诊合参具体应用的重要著作,汪宏《望诊遵经》、周学海《形色外诊简摩》系统总结了望诊的内容;其后,民国时期直接以诊断学命名的著作开始出现,如张赞臣《中国诊断学纲要》、裘吉生《诊断学》和包识生《诊断学讲义》等,使四诊成为诊断学的重要组成部分。

审证是建立在四诊的基础上对于疾病所搜集的各类资料进行审察总结。审证不完全等同于辨证,而是辨证的基础,就是确认"主证"。一直以来,对于证的认识有不同看法:一部分学者认为证就是证候,是症候群,是患者在某病程阶段出现的各个症状和体征;另一部分学者则认为证就是证据,是有关患者发病及包括临床表现在内的各种证据。现代著名中医学家方药中先生《辨证论治研究七讲》认为证作为证据而言,是对产生疾病的各方面因素和条件的高度概括。笔者认为审证是审察总结四诊所搜集获得的关于疾病的各类证据。由此可见,第一步"四诊审证"是打开病锁的钥匙。

【案例】

黄某,女,55岁,干部。2009年3月5日(农历己丑年二月初九日,惊蛰)就诊。

望诊:面色萎黄,形瘦重装,肃然端坐,精神萎靡,抑郁寡欢,默默俯视,少气懒言,烦躁不安,发枯涩,唇苍白,舌质淡红,舌苔黄厚而腻。

闻诊:气短声弱,偶有低声自语,呼气及言谈时口中有异味。

问诊:约一年前,渐起不能入睡、失眠,惊梦,懒言,淡漠,自责,伤感,烦躁;小便微黄,大便数日一行;49岁绝经,无脏躁(更年期综合征)病史,患者及家族无精神病史;体检除收缩压偏高外(140/80mmHg),其余理化检查一切正常,心、脑电图亦无明显异常改变。某西医三甲医院诊断为"抑郁症",以奥沙西泮片、女性荷尔蒙补充疗法等治疗罔效,转至某三甲中医院,收治脑病科,以重剂安神定志类等方药治疗亦罔效。追询本病发病之初是否因进食糯米之类食品而致饱胀厌食?经患者及其亲属回忆,确认上年正月元宵节进食汤圆以后数日即发病,亦未引起重视,渐次少与家人交谈,亦厌倦开会发言,日渐病深。

切诊:脉弦细且滑,掌心温热,手背发凉。

审证:气血两虚,脾胃不和,心神失养。

第二步:"审证求因"——寻求病门之枢

基于"司外"获得的患者信息审察终结,第二步开始"揣内",探求病因。

中医学对于病因的认识早在古代就有了明确的分类,如张仲景在《金匮要略·脏腑经络先后病》中提到:"千般疢难,不越三条。一者,经络受邪入脏腑,为内所因也;二者,四肢九窍,血脉相传,壅塞不通,为外皮肤所中也;三者,房室、金刃、虫兽所伤。以此详之,病由都尽。"后世陈无择在此基础上著《三因极一病证方论》云:"六淫,天之常气,冒之则先自经络流入,内合于脏腑,为外所因;七情,人之常性,动之则先自脏腑郁发,外形于肢体,为内所因;其如饮食饥饱,叫呼伤气,金疮踒折,疰忤附着,畏压溺等,有背常理,为不内外因",开始明确了以六淫邪气为外因,情志所伤为内因,而饮食劳倦、跌仆金刃以及虫兽所伤等则为不内外因的三因学说。至今,中医学仍宗此说区别病因。所以,中医看病不只是追究是否细菌、病毒所致,理化检查虽然能够明确许多致病因素,但理化检查提供的结果在中医看来往往是病理产物而非真正的病因。中医必须追究的重要病因是风寒暑湿燥火、喜怒忧思悲恐惊的太过与不及,但目前全世界也没有任何国家、任何人发明相应的检验仪器设备和检验方法。所以,也只能通过"司外揣内"来思辨。

审证求因是辨证的第一环节,需要的是经典理论和临床经验引导的思辨,从而找准"治病必求于本"的门径,故而审证求因是叩推病门的枢轴。

【案例】

黄某(前案)

审证求因:其证为"气血两虚,脾胃不和,心神失养",为什么能如此否定抑郁症的诊断而辨证?一是观其面色萎黄,形瘦重装,精神萎靡,少气懒言,气短声弱,毛发枯涩,口唇苍白,掌心温热,手背发凉,舌质淡红,望而知之,是气血两虚之象。二是脉来弦细且滑。节气正值惊蛰,春当生发,惊蛰主万物复苏,弦脉是应时正常之脉象,细脉则是气血不足之故,但细而滑,却不是细而涩,则可排除血瘀(冠心病之类),痰饮、食滞、妊娠皆可致脉滑,结合舌苔黄厚而腻、呼气及言谈时口中有异味、大便数日一行,则可断为胃气不和、气滞中焦。三是经过追询,得知确实由进食汤圆起病,而且病情是由难以入睡、到厌食、到失眠、再到淡漠沉默渐次加重。《黄帝内经》曰:"胃不和则卧不安。"四是患者49岁绝经,无脏躁(更年期综合征)病史,患者及家族无精神病史;体检除收缩压偏高外(140/80mmHg),其余理化检查一切正常,心、脑电图亦无明显异常改变,则可基本排除精神病及更年期综合征。由此,从当前一切信息综合判断,可以排除抑郁症。病因明确:是"不内外因"——食滞。

第三步:"求因明机"——探究疗病之径

第三步是建立在确认病因的基础上明确病机。病机是疾病发生、发展、变化以及转归的机理,主要包括两方面的内容:一是疾病发生之机理,二是疾病发展、变化与转归之机理。中医学认为,人体患病及其病情发展变化的根源就是人体正气与邪气的抗争。邪正之间斗争的胜负决定了疾病发生、发展以及转归,因此中医学病机理论的核心就在于审查机体正邪相争的状况、态势。笔者体会其关键是要重视"调气血、平升降、衡出入、达中和",要强调机体的内外形神、阴阳气血、脏腑经络、津液代谢的和谐畅达,必须注重审时度势地明辨病机。

历代医家对于病机十分重视并多有阐发。《素问·至真要大论》病机十九条执简驭繁地将临床常见病证从心、肝、脾、肺、肾五脏和风、寒、暑、湿、燥、火"六气"结合概括,对病机作了系统的阐述。同时《黄帝内经》十分强调正气在发病中的核心作用。如《素问·评热论》曰:"邪之所凑,其气必虚。"《素问·刺法论》曰:"正气存内,邪不可干。"汉·张仲景《伤寒杂病论》在《素问》及《灵枢》的基础上,结合临床实践阐述了外感病的虚实、寒热、表里、阴阳的病机变化;《中藏经》以脏腑为中心,以虚、实为纲,归纳脏腑病机;隋代巢元方的《诸病源候论》对1 729种病候的病因、病机及其临床证候作了阐述;唐代孙思邈的《千金要方》依据完整的脏腑虚实寒热病机变化进行辨证;金元时期刘河间在《素问玄机原病式》中提出"六气皆从火化"和"五志过极,皆为热甚"等病机观点;张元素丰富、发展了从脏腑寒热虚实探求病机的学说,并把药物的使用直接与脏腑病机联系起来,使理法方药呈现了系统一致性;李东垣《脾胃论》治病侧重脾胃阳气升降病机,还在《内外伤辨惑论》中论述"内伤脾胃,百病由生"和"火与元气不两立"的病机;张从正《儒门事亲》论述了"邪气"致病的病机;朱丹溪在《格致余论》中阐释了"阳有余而阴不足"和"湿热相火"等病机;清代叶天士阐发养胃阴的机理;李时珍、赵献可、张景岳、李梴等对命门的论述等,都不断丰富了病机的内容。

笔者认为,在临床过程中依据病因(内因、外因、不内外因)、病位(脏腑、经络)、病性(表、里、虚、实、寒、热)、病势(生、死、逆、顺)、病理产物(痰饮、瘀血、结石等)、体质、病程等因素内容明确病机,才能进一步把握疾病动态、机体现状,最终归结为不同的证候,用以立法处方,治疗中才能有的放矢,故而"求因明机"有如探究疗病之径。

【案例】

黄某(前案)

求因明机:为什么进食汤圆能导致如此复杂而沉重的病情,甚至误诊为抑郁症? 这就在立法组方用药之前,必须明确病机。

《素问·逆调论》曰:"胃者,六腑之海,其气亦下行,阳明逆不得从其道,故不得卧也。""胃不和则卧不安",脾胃又为升降之枢纽,为心肾相交,水火交济之处,胃失和降,阳不得入于阴,而卧不安寐。由于患者原本就气血两虚,脾胃少纳难化,进食糯米之类黏腻食物,纳而不化,中焦受阻无疑,故厌食、便难;由是,必然导致气机不畅,心神不守,渐至长期寐难,造成心神失养,加之治疗始终未能针对病因病机,而是着眼于抑郁,盲从于抑郁症的既定治疗方案,于是懒言、烦躁、淡漠等毕至矣。所以,其病机是:气血两虚→食滞胃脘→脾胃不和→气滞中焦→心神失养。"求因明机"必须明晰"标本",相对而言是:食滞胃脘为本,抑郁寡欢为标;脾胃不和为本,厌食不寐为标;气血两虚为本,气滞中焦为标;心神失养为本,少气懒言为标。

"审证求因""求因明机"都必须运用辨证纲领,至于使用何种辨证纲领,则视病证类型和自身临床经验决定。本案按照《中藏经》脏腑辨证八纲(虚实、寒热、生死、逆顺)辨析,则是本虚标实、表寒里热、脉证相符为顺、方证对应可生。可以说,截止到"求因明机"这一步,才算真正完成了整个辨证的过程,即"知犯何逆",抓住了"主变",为立法组方用药指明了方向。

第四步:"明机立法"——确立治疗之圭

在明确辨证以后,治则治法的确立就能顺理成章。治则治法是根据病机拟定的治疗方案,也是指导处方用药的圭臬,是连接病机与方药的纽带,是论治纲领。《黄帝内经》对中医临床治法提出了许多重要原则,如"治病必求于本""谨察阴阳所在而调之,以平为期""疏其血气,令其调达,以致和平""阳病治阴,阴病治阳""实则泻之,虚则补之""逆者正治,从者反治,寒因寒用,热因热用,塞因塞用,通因通用"等;《素问·至真要大论》还针对气机变化提出"散者收之,抑者散之,急者缓之,坚者软之,脆者坚之,衰者补之,强者泻之"等;后世医家中,王冰在注释《素问·至真要大论》时提出"壮水之主,以制阳光;益火之源,以消阴翳"是治疗阴阳虚证的千古名论;金元四大家对治法也多有建树,如张子和善攻,长于汗、吐、下、消、清诸法;朱丹溪确立滋阴降火法,并主张痰郁致病,注重理气化痰;李东垣立补中益气诸法;还有明代张景岳《景岳全书》按补、和、攻、散、寒、热、固、因八法分类方剂,命名为《古方八阵》,开创以法统方之先河;此后,程钟龄《医学心悟》正式提出汗、吐、下、和、温、清、消、补八法。

笔者认为,在病机明确的基础上才能确定治法,而病机是辨证的核心,而辨证是对疾病本质的高度概括,综合反映了当时、当地某人的疾病在一定阶段的病因、病机、病位、病性、病势等各个方面。治法就是基于完整的辨证而采取的针对性施治方法,而依法组方是中医临床所必须遵循的原则,可见"明机立法"是确立治疗之圭臬。

【案例】

黄某(前案)

明机立法:既然其病机是"气血两虚→食滞胃脘→脾胃不和→气滞中焦→心神失养",是逐步递进的五个病机,相应的治法是益气活血、消食导滞、调和脾胃、通调中焦、养心安神。按照"治病必求于本""急则治标""缓则治本"的原则,治法应当在益气活血的前提下,首先消食导滞、通调中焦治其标,继之调和脾胃、养心安神治其本。这就决定临床分两步走,从而明确了治疗的"主攻战略":第一步重在脾胃,第二步重在心神。

第五步："立法组方"——部署疗疾之阵

第五步是根据确立的治法决定"方"（俗称"汤头"）。历代医家在长期的临床实践中，经过无数临床验证，打磨出针对各种病证的"方"，就是根据治则治法将多味中药按照相须、相使、相畏、相杀的药性，按照君、臣、佐、使的结构配伍，以期最大限度地发挥方药的效能，减低或抵消部分药物的毒副作用。通过不同的制作方式，中医"方"可制成汤、膏、丹、丸、散、酒、栓、软膏等不同剂型，统称"方剂"。张仲景《伤寒杂病论》所载方，被誉为"万法之宗，群方之祖"，是为经方，后世医家之方称为时方，当代中医的有效方称为经验方，由名医传承的经验方称为师传方。立法组方这一步，实际上就是根据确立的治则治法在相应的经方、时方、经验方中选择适合的方。首选经方，次选时方，再次选经验方。随着明机立法这一步的完成，所用方也就呼之欲出了。不论是对证的经方还是熟谙的验方，只要符合治法即可行，但一定要进行加减化裁，切忌千人一方，因为病人病情千差万别，不经化裁而生硬照搬照抄，则"执医书以医病误人深矣"，就必然失去中医个性化辨证论治的诊疗特色，也就失去了中医临床优势。因此，要力求做到"心中有大法，笔下无死方"。

笔者认为，要"师古不泥古"。经方应用，首重"三遵"：遵循经方之主旨、遵循经方之法度、遵循经方之结构。可以说，"立法组方"是部署疗疾之阵。

【案例】

黄某（前案）

立法组方：根据"两步走"的"主攻战略"，第一步，"消食导滞、通调中焦"，此为治标，有李杲《内外伤辨惑论》的枳实导滞丸，组成为大黄、神曲（炒）、枳实（麦炒）、黄芩（酒炒）、黄连（酒炒）、白术（土炒）、茯苓、泽泻；《御药院方》的导滞丸，组成为黑牵牛（微炒，取头末）、槟榔、青皮（去白）、木香、胡椒、三棱、丁香皮。上方可供选择。本案根据"明机立法"，选定《内外伤辨惑论》的枳实导滞丸。第二步，"调和脾胃、养心安神"，有《金匮要略》的黄芪建中汤（黄芪、大枣、白芍、桂枝、生姜、甘草、饴糖）、酸枣仁汤（酸枣仁、茯苓、知母、川芎、甘草）可供选择，根据"明机立法"，本案选定黄芪建中汤加酸枣仁汤。

第六步："组方用药"——派遣攻守之兵

"用药如用兵",在立法组方之后,需要对所选定的方剂进行加减化裁。这一过程如同临阵点将、派兵、选择武器,要针对选定的方剂结合证候合理用药,讲究"方证对应"。笔者认为:"今人不见古时景,古人未知今时情。"现代生活,在气候环境、饮食习惯、生活方式、诊疗条件、中药品质以及病种等方面都有很大变异,临床未见有人完全按古方患病者,不同的病人也有着不同的体质,主证之外牵扯多种复杂次证,患病之后接受的治疗方式有中医、西医、中西结合医疗、少数民族医药等,兼证、变证层出不穷,所以决不能生搬硬套固有方药,必须临证化裁。笔者根据临床体会,提倡"中和组方",即遵经方之旨,不泥经方用药,依据中药功能形成"三联药组"以发挥联合作用、辅助作用、制约作用,按照君臣佐使的结构组方,用药追求"清平轻灵",力争燮理阴阳、扶正祛邪、标本兼治、达致中和,尽量避免无的放矢和"狂轰滥炸""滥伐无过"。总之,"组方用药"是保证整个诊疗得以成功的最后一环,一定要按照"布阵"使每一味药"胜任",堪称派遣攻守之兵。

【案例】

黄某(前案)

组方用药:第一步,"消食导滞、通调中焦"以治标,组方:生大黄15g,炒六曲15g,炒枳实6g,炒黄芩10g,炒黄连10g,炒白术10g,云茯苓12g,炒泽泻10g,佩兰叶6g,大腹皮10g,谷芽、麦芽各15g,汤圆1枚,炒煳为引。生大黄后下,炒六曲包煎,枳实麦麸炒,黄芩、黄连酒炒,白术土炒。3剂,每日1剂,水煎,温服。

疗效:服上方1剂1次后,大便1次,量多秽重,患者感胃部、腹部轻松许多;服3剂后,食欲增进,黄腻舌苔已净,基本能按时入睡,但乏力,仍懒言,稍口渴。

第二步,"调和脾胃、养心安神"以治本,组方:西洋参10g,生黄芪12g,紫丹参7g,云茯神12g,炒枣仁12g,肥知母10g,炙远志6g,九节菖蒲6g,大红枣10g,杭白芍10g,乌贼骨10g,西砂仁4g,生甘草5g。西洋参,蒸兑。7剂,每日1剂,水煎,温服。

疗效:服上方1剂后,诸症明显缓解;7剂后,寐宁、神清、无自言自语,能赴会发言,自感完全恢复,一切正常。

无规矩不能成方圆。上述"中医辨治六步程式"是初步总结,但实际上历代中医都在临床实践中运用,是历久而不衰的中医临床思维模式。无论接诊时间是一分钟还是一小时,只要是中医就必然在瞬间自觉或不自觉地完成这六步程式,绝对不是看看化验单,根据西医诊断,以消炎、排毒、免疫、补充能量等概念配个中药方。由此可见,"中医辨治六步程式"既是中医独有的,又是中医必须坚持的。

在倡导规范化、标准化的今天,揭示和掌握"中医辨治六步程式",能促进中医临床思路和方法的现代研究,能有望通过文献、临床、实验、计算机、大数据等研究,联合攻关,产生中医临床新模式、新规范、新标准,提高中医临床能力和水平,推动中医药事业更好、更快发展。

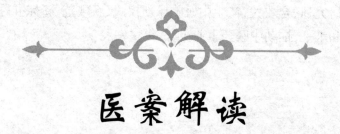

医案解读

肺 系 病

案1 反复发热

幼儿反复发热10余天,证属表邪入里化热,热邪蕴肺,治以清宣肺热而取效。

某女,4岁。

主因"反复发热10余天"于2014年1月14日就诊。

望诊:舌尖红,苔少。咽红,黄涕。周身未见皮疹。

闻诊:咳嗽,可闻及轻微痰声,鼻塞声重。

问诊:10余天前,患儿感冒后出现发热,最高达40℃,家长诉在某三甲医院儿科经抗感染输液治疗(具体药物不详)后热退,但停药后又发热,反复多次。刻下症见:发热(T 37.9℃),微汗,不恶寒,咽干,纳眠可,小便略黄。

切诊:脉细数。

此为外感发热,证属表邪入里化热,热邪蕴肺,治当清宣肺热,处方:

北柴胡6g	蝉蜕衣6g	蒲公英10g
金银花10g	板蓝根10g	矮地茶10g
冬桑叶10g	车前子5g	淡竹叶6g
辛夷花10g	木蝴蝶6g	生甘草5g

7剂,水煎服,每日1剂,2次分服。

2014年1月21日 二诊

服药3剂即热退,并且发热未再反复,咳嗽、流涕、咽干均较前缓解,有大便干结。

荆芥穗8g	矮地茶8g	蒲公英10g
漂射干5g	金银花10g	木蝴蝶5g
辛夷花5g	蔓荆子6g	车前子5g

火麻仁 7g　　　　　麦门冬 10g

7 剂,水煎服,每日 1 剂,2 次分服。

【按语】

此患儿发热反复发作 10 余天,外邪入里化热,诊为热邪蕴肺,排除内伤发热、常见传染病等。治疗时以清解宣肺为主,用药切忌一味苦寒。处方中矮地茶,为治疗咳喘的习用之药,用量多为 10~15g。此患者为幼儿,故酌情减量。

【解读】

四诊审证:发热,微汗,不恶寒,咽干,咽红,咳嗽,可闻及轻微痰声,黄涕,鼻塞,纳眠可。周身未见皮疹。舌尖红,苔少,脉细数。审证为:热邪蕴肺。

审证求因:患儿外感起病,热势高,病程短,未见皮疹,可判定为外感发热,除外内伤发热及痘、疹等疾病。发热、微汗、不恶寒,为表邪入里化热,结合鼻塞流涕、咽红、咳嗽等症,可判断病位在肺,热邪蕴肺。咳嗽、有痰为肺失宣降,肺津受灼,凝而成痰。脉细数、舌尖红苔少,可除外湿热蕴肺。

求因明机:感受风热或寒从热化,肺卫不利,故发热;表邪已入里化热,故不恶寒。热迫津液,腠理开泄,则有微汗。咽喉为肺之门户,邪热上乘,可见鼻塞流涕,咽红;肺失宣降,故咳嗽;肺津受灼,凝而成痰,故喉间可闻及轻微痰声;热易伤津,则咽干、尿黄;舌尖红,苔少,脉细数皆肺热征象。综而观之,其病机为:外邪袭表→入里化热→热邪蕴肺→肺失宣降。热邪蕴肺为本,发热咳嗽为标。

明机立法:根据病机,治以清宣肺热为主。

立法处方:依据所立之治法,自拟组方。

处方用药:首诊方中,柴胡、蝉蜕宣肺退热;蒲公英、金银花、板蓝根清解肺热;矮地茶、冬桑叶、车前子,止咳化痰;车前子尚可清热利尿,配以淡竹叶清热泻火利尿,使热从小便而出;木蝴蝶清肺利咽,一可止咳,二可利咽,辛夷花宣通鼻窍,生甘草清热解毒,调和诸药。全方宣、清、利,共奏清热宣肺之功效,给邪以出路,故热退而不反复。发热已退,故二诊在首诊处方中,仍守清宣肺热之法,略事加减,减去柴胡、蝉蜕退热之品,加入对症治疗之药,如便干增火麻仁、头痛加蔓荆子、口干加麦冬等,以求祛邪务尽。

　　方中之矮地茶，别名矮脚罗伞、雪下红、珊瑚珠、毛茎紫金牛、猴接骨，为紫金牛科植物卷毛紫金牛的根或全草。性温、味微苦辛，无毒。入肺、肝二经。功能止咳平喘、祛风除湿、活血止痛，用于咳嗽气喘、咳血吐衄、寒凝腹痛、跌打肿痛、风湿诸症。孙光荣教授用治咳喘，不论小儿与成年人，皆多用之。

案 2　小儿风热咳喘(春之咳)

本案咳喘为外感风热,痰热阻肺所致,予以桑菊饮加减疏肺清热、宣肺化痰而取效。

某男,5 岁。

主因"咳嗽 5 天"于 1993 年 2 月 18 日就诊。

望诊:舌红,苔黄。面赤,唇红,咽肿。

闻诊:阵咳,咳声高亢。

问诊:五天前,晨起发热,浑身出汗、鼻塞流涕、咳嗽吐痰。经当地医院输液消炎、抗感染(药名不详)治疗,效果不明显。今见发热,咳嗽,痰黄黏稠,出汗,尿黄。

切诊:脉浮数。

查体:体温 39.3℃(肛温)。

此乃风热袭肺,痰热阻肺所致之咳嗽。法当疏肺清热、宣肺化痰。方拟桑菊饮加减为治:

西党参 3g	生北芪 3g	紫丹参 3g
冬桑叶 9g	甘白菊 9g	芦竹根 9g
连翘壳 6g	苦桔梗 6g	南杏仁 6g
漂射干 5g	蝉蜕衣 5g	牛蒡子 5g
金银花 9g	蒲公英 9g	生甘草 2g

3 剂,水煎服,每日 1 剂。

上方,服第 1 剂,热退(肛温 37.8℃),咳嗽减轻;3 剂毕,体温正常,咽喉红肿消失,黄苔亦退,但尿稍黄,咳痰不爽。

前方去芦竹根、蝉蜕衣、漂射干,加瓜蒌皮、化橘红。

西党参 3g	生北芪 3g	紫丹参 3g
冬桑叶 9g	甘白菊 9g	金银花 9g
连翘壳 6g	苦桔梗 6g	南杏仁 6g
化橘红 5g	瓜蒌皮 5g	牛蒡子 5g
蒲公英 9g	生甘草 2g	

4 剂,水煎服,每日 1 剂。

4剂后,诸症消失。

【按语】

此患者发病在春季,春暖之时感受风热,风热袭肺,肺津受伤,而成痰热,见咳嗽咳痰、发热咽肿诸症,辨"风热袭肺、痰热阻肺"之证。故以"疏风清热、宣肺化痰"之桑菊饮为基本方治之。药证相合,故能一剂热退咳减,三剂咽肿消失。

【解读】

四诊审证:该患儿春季发作咳嗽、汗出、鼻涕,经抗感染治疗,效果不明显。就诊时见:脉浮数,舌红,苔黄。阵咳,咳声高亢,黄痰黏稠,发热(肛温39.3℃),面赤,唇红,出汗,咽肿,尿黄。审证为风、热、痰证。

审证求因:发热、面赤、唇红、出汗、咽肿、尿黄、舌红、苔黄、脉数为热邪所患。黄痰黏稠为痰热所致。浮脉主表证,或虚阳浮越。但虚阳浮越,为内伤久病体虚、病情危重、阳气不能潜藏而浮越于外所致,与此患者不符,故可除外。因此,对此患者而言,浮脉提示有外邪为患。结合患者年龄、初期症状、发病时间,可以除外内因及食滞等不内外因,明确病因为外邪之风、热之邪。

求因明机:患儿感受风热之邪,风热病邪从口鼻而入,卫表邪郁,故见发热;热邪壅上,则面赤、唇红、咽肿;热迫津液外出,则汗出;津液耗伤,则尿黄。邪犯肺络,肺失清肃,故见咳嗽;热伤肺津,炼液成痰,故痰稠色黄。脉浮数,舌红,苔黄,皆为风热袭肺之征。概言之,此患儿病机为:风热外袭→肺失清肃→热伤肺津,炼液成痰→痰热阻肺。咳嗽为主,咽肿为从;风、热、痰阻肺为本,咳喘咽肿等症为标。

明机立法:依据病机,确立相应治法为:疏风散热、清肺化痰。

立法处方:依据治法,可选《温病条辨》之辛凉轻剂——桑菊饮为主方加减治疗。

处方用药:首诊方中,"冬桑叶、甘白菊、芦竹根"疏风解表,清肺生津,为君药组;"连翘壳、苦桔梗、南杏仁"透邪解毒、宣降肺气、化痰止咳;"漂射干、蝉蜕衣、牛蒡子"清肺利咽止咳;二者共为臣药组;"金银花、蒲公英、生甘草"增强清热解毒之力,为佐药组;加少量"西党参、生北芪、紫丹参",调理气血,扶助正气,为使药组。纵观全方,以"疏风清热、宣肺化痰"为主要功效,恰合病机,故能取效迅捷。二诊处方略事调整,因仍有咳痰不爽、尿稍黄,为余邪未尽,故二诊去利咽之品,加强化痰之药瓜蒌皮、化橘红,以增清肺化痰之力。

案 3　小儿暑湿咳喘（夏之咳）

患儿"咳嗽气喘 3 天"，病情急、重，辨证为夏季暑湿之邪犯肺，治法为清暑化湿、宣肺平喘，以拟藿香正气散加减治疗而取效。

某男，9 岁。

主因"咳嗽气喘 3 天"于 1995 年"初伏"就诊。

望诊：舌红，苔白腻。面黧，唇绀。痰液稀白。

闻诊：咳嗽气喘。

问诊：三天来，发热无汗、咳嗽气喘、呕吐泄泻、困倦神昏，至当地医院抢救，已连续输液两天，罔效。刻下：发热（腋温 39.5℃），无汗，身如燔炭，流清涕，泄泻稀便，小便不黄。

切诊：脉濡数。

此乃夏季暑湿之邪犯肺所致。法当清暑化湿、宣肺平喘。方拟藿香正气散加减治之：

藿香叶 10g	紫苏叶 10g	冬桑叶 10g
法半夏 9g	广陈皮 9g	香白芷 9g
制川朴 9g	苦桔梗 9g	大腹皮 9g
北柴胡 6g	蝉蜕衣 6g	辛夷花 6g
生甘草 2g	生姜 3 片	大枣 1 个

2 剂，水煎服，每日 1 剂，早晚分服。

上方，服第一剂，热势减退（腋温 38℃），泄泻减；两剂后体温正常，泄泻止，清涕减。但仍咳喘不已。前方去藿香叶、北柴胡、蝉蜕衣，加款冬花、清紫菀。

冬桑叶 10g	款冬花 6g	清紫菀 6g
法半夏 9g	广陈皮 9g	香白芷 9g
制川朴 9g	苦桔梗 9g	大腹皮 9g
紫苏叶 10g	辛夷花 6g	生甘草 2g
生姜 3 片	大枣 1 个	

5 剂，水煎服，每日 1 剂，早晚分服。

再进 5 剂后，诸症痊愈。

【按语】

此患者发病于"初伏",以咳喘、发热为主,其思辨要点:

时令。初伏之际,小儿困于暑湿,暑湿犯表,发热困倦,进而暑湿缠夹。暑湿之气上逆则犯肺,导致咳喘、呕吐,暑湿之气下行则腹胀泄泻。

标本。暑湿是因、是本,其余诸多症状皆是果、是标。故需明因果而治标本,则能应手而瘥。

此患儿虽有高热,但因困于暑湿,所以治疗以清暑化湿为主,切不可一见高热而用大量苦寒之品,否则暑湿之邪凉遏,病情更加缠绵难解。

【解读】

四诊审证:脉濡数,舌红,苔白腻。咳嗽气喘,痰液稀白,发热(腋温39.5℃),面鼍、唇绀,无汗,身如燔炭,流清涕,泄泻稀便,尿不黄。审证为:暑湿犯肺。

审证求因:患儿初伏发病,起于外感,可推定其病因为感受暑湿之邪。发热无汗、清涕、困倦,为暑湿困郁肌表,内热不得宣散;咳喘痰稀,为暑湿犯肺、水津不行;泄泻稀便为暑湿困阻中焦所致;面鼍、唇绀,为暑邪耗气伤津,气虚血瘀所致;脉濡数、舌红、苔白腻,皆为暑湿之象。

求因明机:初伏之时,感受暑湿,暑湿郁遏肌表,则发热、无汗、身如燔炭、流清涕、困倦。暑湿犯肺,肺失宣降,则咳嗽、气喘,水湿不行,则咳痰;暑湿困阻中焦,水湿不得运化,分清泌浊失调,则泄泻、稀便;内热不盛,则尿不黄;暑邪耗气伤津,气虚血瘀,则见面鼍、唇绀;脉濡数、舌红、苔白腻,皆为暑湿侵犯之象。综合分析,其病机为:初伏之时感受暑湿→暑湿郁表→暑湿犯肺、困脾→发热咳喘泄泻。暑湿为本,发热咳喘泄泻为标。

明机立法:根据所析之病机,确立"清暑化湿、宣肺平喘"为治则治法。

立法处方:依据治则治法,确立处方以藿香正气散加减。

处方用药:首诊方中,藿香叶、紫苏叶、冬桑叶解表祛暑、化湿止咳,为君药组;法半夏、广陈皮、香白芷化痰祛湿,制川朴、苦桔梗、大腹皮升降相因、降气利湿、宣肺平喘,共为臣药组;北柴胡、蝉蜕衣、辛夷花清热通窍,为佐药组;生甘草、生姜、大枣和胃止呕,调和诸药,为使药组。全方以祛暑化湿解表为主,兼以平喘,故能热退、泄止。因止咳平喘之力不足,所以仍有咳喘,故二诊中加入止咳平喘之清紫菀、款冬花。因热势已减,故去藿香叶、北柴胡、蝉蜕衣。仍以宣肺止咳平喘、化痰祛湿为主,故能五剂而咳喘愈。

案 4　小儿风燥咳喘(秋之咳)

患儿"咳嗽气喘 1 月余",为秋季风燥之邪犯肺所致,治法为清燥润肺、止咳平喘,以孙光荣"地茶止咳饮"治之而获效。

某女,10 岁。

主因"咳嗽气喘 1 月余"于 1997 年中秋节前就诊。

望诊:舌暗红,少津,苔薄白。鼻干唇绀开裂,面部及周身皮肤干燥。

闻诊:咳声如犬吠。

问诊:一个多月来,感冒之后咳嗽气喘,累经中西药治疗,效果不明显。现咽喉干痒,痒则咳喘,痰少且粘稠,尿微黄。

切诊:脉细稍数。

此乃秋季风燥之邪犯肺所致。法当清燥润肺、止咳平喘。自拟"地茶止咳饮"治之:

南沙参 9g	生北芪 3g	紫丹参 3g
矮地茶 9g	冬桑叶 9g	南杏仁 9g
麦门冬 9g	炙冬花 9g	炙紫菀 9g
金银花 9g	木蝴蝶 6g	生甘草 3g

7 剂,水煎服,每日 1 剂,早晚分服。

另嘱:侧柏叶 10g,豆腐 2 块,冰糖适量,蒸食,每日一次。

上方,服 3 剂后,咳喘显著减轻;7 剂后基本平复。

【按语】

此病案的思辨要点:

时令。秋季,小儿易感秋燥之邪,初秋多为温燥,深秋多为凉燥。秋燥犯肺则易咽痒、干咳、少痰、气喘。

主从。干咳是主,气喘是从。

标本。秋燥伤肺是本,肤干、咽痒、伤津是标。故主以方药祛邪定喘,辅以食疗润燥生津,遂可收桴鼓之效。

【解读】

四诊审证：脉细稍数，舌暗红，少津，苔薄白。鼻干唇绀开裂，面部及周身皮肤干燥，咽喉干痒，痒则咳喘，痰少且黏稠，咳声如犬吠，尿微黄。审证为：秋燥犯肺。

审证求因：患儿于中秋感受外邪，发作咳喘，病程一月有余，伴见鼻干唇裂、皮肤干燥、咽干、痰黏等津液受损之症，可以明确其病因为外感秋燥之邪。脉细数、舌苔少津为津液不足之征。

求因明机：患儿中秋之时，感受风燥之邪，燥邪犯肺，肺失宣降，故发咳喘；燥邪伤津，故鼻干唇绀开裂、面部及周身皮肤干燥、咽喉干、咳声如犬吠；津液不足，则尿黄；燥热灼津为痰，故痰少且黏稠；风邪侵袭咽喉，则咽痒。脉细稍数，舌暗红，少津，苔薄白，皆为风燥之邪伤肺，兼有津液受伤之征。其病机为：感受秋燥→燥邪犯肺→燥邪伤津。秋燥犯肺为其本，咳喘、干燥诸症为其标。

明机立法：根据所析之病机，确立"清燥润肺、止咳平喘"为治则治法。

立法处方：依据所立之治则治法，处方以孙光荣教授自拟方"地茶止咳饮"治之，辅以"孙光荣止咳平喘简易食疗方"。

处方用药：首诊方中，矮地茶、冬桑叶、南杏仁清肺止咳、化痰平喘，麦门冬、炙冬花、炙紫菀养阴润燥、止咳平喘，共为君药组；南沙参、生北芪、紫丹参养阴益气，兼以润肺化痰，为臣药组；金银花、木蝴蝶、生甘草清热利咽，为佐使之用。同时配以食疗方清燥润肺、化痰止咳，用于秋燥咳嗽甚为合拍。药食两用，使肺燥得润，燥热得清，故能3剂咳喘显著减轻，7剂基本平复。

孙光荣地茶止咳饮，由南沙参、生北芪、紫丹参、矮地茶、冬桑叶、南杏仁、麦门冬、炙冬花、炙紫菀、金银花、木蝴蝶、生甘草组成。功能清燥润肺、止咳平喘。

◎ 孙光荣止咳平喘简易食疗方

组成及用法：侧柏叶10g，豆腐2块，冰糖适量，蒸食，日1次。

方中侧柏叶苦涩寒，可凉血止血，化痰止咳；豆腐性味甘、凉，功能益气和中，生津润燥，清热解毒。《医林纂要》谓其可："清肺热，止咳，消痰。"冰糖，味甘，性平，无毒。功能补中益气，和胃润肺，主脾胃气虚，肺燥咳嗽，或痰中带血。三者相合，可清燥润肺、化痰止咳。

案 5　小儿风寒咳喘（冬之咳）

少年男性,咳喘反复发作 10 余年,每遇冬季反复发作。此为风寒之邪束肺,进而久咳致虚,虚延久咳。急则治标,疏风散寒,宣肺化痰,以杏苏散为基本方治之;缓则治本,补益肺肾,以孙光荣久咳久喘食疗方治之,连服 3 个月,咳喘平,随访 5 年未见复发。

某男,14 岁。

主因"咳喘反复发作 10 余年"于 1995 年小寒后就诊。

望诊:舌绛,苔白。面色萎黄,身形消瘦,精神不振。

闻诊:咳喘连连,气不上续,咳声闷浊,喘声如锯木。

问诊:4 岁时,于冬季外感风寒而发咳喘,十年来每遇冬季反复发作。曾多方求治,但仅可缓解于一时。

切诊:脉浮稍数。

此乃风寒之邪束肺,进而久咳致虚,虚延久咳。急则治其标,法当疏风散寒,宣肺化痰,以杏苏散为基本方治之:

西党参 10g	生北芪 5g	紫丹参 5g
紫苏叶 10g	南杏仁 10g	苦桔梗 10g
炒前胡 9g	炒枳壳 9g	云茯苓 9g
法半夏 9g	广陈皮 9g	生甘草 5g

生姜 3 片、大枣 7 枚为引。

7 剂,水煎服,每日 1 剂,早晚分服。

上方服 7 剂,咳嗽减轻,气喘如故。前方去紫苏叶、苦桔梗,加矮地茶、炙冬花、炙紫菀。处方:

西党参 10g	生北芪 5g	紫丹参 5g
矮地茶 10g	炙冬花 7g	炙紫菀 7g
炒前胡 9g	炒枳壳 9g	云茯苓 9g
法半夏 9g	广陈皮 9g	南杏仁 10g
生甘草 5g		

生姜 3 片、大枣 7 枚为引。

7 剂,水煎服,每日 1 剂,早晚分服。

二方 7 剂后,咳喘悉平。继进 14 剂。

标证已解,当缓则治其本,法当补肾纳气、止咳平喘,以孙光荣久咳久喘食疗方治之:

新鲜紫河车 1 具(挑破紫筋,挤尽瘀血,洗净,切片),白果 3 个,五味子 3g,百部根 10g,黑豆 30g。炖食,每月 1 次,连服 3 个月。

追访至 2000 年,咳喘一直未复发。

【按语】

此案的思辨要点:

时令。冬季,小儿易感风寒之邪,风寒袭肺则易咳,风寒束肺则易喘。久咳伤肺→久咳致虚→虚延久咳→久咳伤肺,反复发作。

虚实。面色、身形、咳声皆呈金水两虚之象。

标本。风寒束肺是标,肾不纳气是本。故先治其标,后治其本,方得以多年咳喘悉平而疗效巩固。

【解读】

四诊审证: 4 岁时,患者于冬季外感风寒而发咳喘,十年来每遇冬季反复发作。现诊见舌绛,苔白。面色萎黄,身形消瘦,精神不振,咳喘连连,气不上续,咳声闷浊,喘声如锯木。脉浮稍数。审证为:风寒束肺,痰湿阻肺,肺肾两虚。

审证求因: 患者幼时感受风寒而发咳喘,治疗不当,久咳致虚。每于冬季发作咳喘,其病因为外感风寒,内伤肺肾,外感内伤夹杂。寒邪痰湿客于肺为其宿根,风寒袭表为其诱因。

求因明机: 此患者反复发病于冬季,以咳喘为主症。肺主卫表,司开合,深冬之时,感受风寒,风寒犯肺,肺气失宣,则见咳喘连连;久咳致虚,肺肾不足,则精神不振,面色萎黄,气不上续,遇风寒则咳喘易发。肺肾不足,津液不化,聚而成痰,客于肺脏,为其宿根。痰湿遇风寒诱发,痰湿阻肺,气道受阻,故咳声闷浊,喘声如锯木。综合分析,其病机为:风寒束肺,咳喘久治不愈→久咳致虚、致喘→肺肾两虚→痰湿内生客于肺→风寒袭表→咳喘发作。风寒咳喘为其标,肺肾不足为其本。

明机立法: 根据病机,确立急则治标,以疏风散寒,宣肺化痰为主;缓则治本,以补益肺肾为主。

立法处方:急则治标,以杏苏散为主化裁;缓则治本,以孙光荣久咳久喘食疗方调治。

处方用药:首诊方中,紫苏叶、南杏仁、苦桔梗疏风散寒解表、化痰止咳平喘,杏仁配桔梗,一宣一降,使肺气恢复宣发肃降之职;炒前胡、炒枳壳、云茯苓降气止咳、化痰祛湿,二组共为君药组。法半夏、广陈皮燥湿化痰,为臣药组。西党参、生北芪、紫丹参益气活血,为佐药组;生甘草、生姜、大枣补中益气,调和诸药,为使药组。全方散寒解表、降气化痰、宣肺止咳,故服药7剂,咳嗽减轻。因气喘如故,故二诊填入矮地茶、炙冬花、炙紫菀,以加强止咳平喘之力。二诊后,咳喘消失,标证已除,故改为缓则治本,补肾纳气,以孙光荣久咳久喘食疗方治疗,补肾敛肺,与久咳久喘之缓解期病机甚为吻合,故能取效,随访多年未见复发。

◎**孙光荣久咳久喘食疗方**

组成及用法:新鲜紫河车1具(挑破紫筋,挤尽瘀血,洗净,切片),白果3个,五味子3g,百部根10g,黑豆30g。炖食,每月1次。

方中紫河车甘、咸、温,归心、肺、肾经,功能温肾补精,益气养血。用于虚劳羸瘦,骨蒸盗汗,咳嗽气喘,食少气短等。白果归肺经,功能敛肺定喘,止带浊,缩小便,可用于痰多喘咳。五味子酸、甘、温。归肺、心、肾经,功能收敛固涩,益气生津,补肾宁心,可用于久嗽虚喘,梦遗滑精,遗尿尿频,久泻不止,自汗,盗汗等症。百部甘、苦、微温,归肺经,功能润肺下气止咳,杀虫,可用于新久咳嗽,肺痨咳嗽,百日咳等症。黑豆甘、平,归脾、肾经,功能活血利水,祛风解毒,健脾益肾。《食物本草》:"陶华以黑豆入盐煮,常时食之,云能补肾。"《本草汇言》云:"煮汁饮,能润肾燥。"诸药食协用,共奏补肾敛肺之功。

案6　小儿脾肾两虚咳喘

本医案为脾肾两虚所致之咳喘,伴见白带增多,治之以健脾补肾,以子母方内外合治而取效:内服以金匮肾气丸为基本方加减,外用以孙氏清带汤化裁坐浴。

某女,13 岁。

主因"咳嗽气喘反复发作 8 年"于 1987 年春节就诊。

望诊:舌暗淡,苔白滑。面色苍白,精神萎靡。

闻诊:咳喘不已,气息微弱。白带无异味。

问诊:自 5 岁起咳嗽气喘,8 年来反复发作,无有休时,多方医治,时愈时发。就诊时伴心悸自汗,软弱乏力,咳喘不已,气息微弱,少气懒言,思睡少纳。询其今年正月初潮,白带淡而多。

切诊:脉细无力。

此乃禀赋不足、脾肾两虚之咳喘,法当健脾化湿、温肾纳气,以子母方治疗:内服以金匮肾气丸为基本方治疗咳喘;外用孙氏清带汤坐浴治疗白带增多。

（1）内服方:

生晒参 12g	生北芪 12g	紫丹参 5g
熟地黄 10g	云茯苓 10g	炒泽泻 10g
熟附片 5g	上肉桂 5g	怀山药 10g
牡丹皮 9g	山萸肉 9g	海蛤粉 9g
紫河车 9g	炙冬花 9g	炙紫菀 9g
鸡内金 5g	生甘草 5g	

7 剂,水煎服,每日 1 剂,早晚分服。

（2）坐浴方:

蛇床子 15g	百部根 12g	蛇舌草 15g
白鲜皮 10g	地肤子 10g	蒲公英 10g
煅龙骨 15g	煅牡蛎 15g	金银花 10g
川萆薢 10g	生薏米 10g	芡实仁 10g
生甘草 5g		

7剂,水煎坐浴,早晚各1次,每次15分钟。

上方内服、外用各7剂后,咳喘明显缓解,白带明显减少,精神转佳,食欲增进。效不更方,继进28剂。

同时服用孙光荣久咳久喘食疗方:新鲜紫河车1具(挑破紫筋,挤尽瘀血,洗净,切片),白果3个,五味子3g,百部根10g,黑豆30g,炖食,每月1次,连服3个月。

嗣后,追访10年,咳喘未复发。

【按语】

此案的思辨要点:

形神。少神脱形,必虚无疑。

虚实。咳喘是实象,白带是虚象。

标本。咳喘反复发作是标,脾肾两虚是本。

综合以上3个要点,确立"健脾化湿、温肾纳气"为治则治法,用金匮肾气丸内服,"孙氏清带汤"坐浴,再辅以孙光荣久咳久喘食疗方治之。

【解读】

四诊审证:患者因"咳嗽气喘反复发作8年"就诊。8年来多方医治,时愈时发。就诊时脉细无力,舌暗淡,苔白滑。咳喘不已,气息微弱,伴见面色苍白,心悸自汗,精神萎靡,软弱乏力,少气懒言,思睡、少纳,白带淡而多,无异味。审证为气血不足、阳虚、湿证。

审证求因:咳喘不已、气息微弱,提示病位在肺、肾,为肺失宣降、肾不纳气所致。结合患者病程,可除外外感所致咳喘。脉细无力、软弱乏力,少气懒言、面色苍白、心悸自汗、精神萎靡、思睡,为气血不足;少纳,为脾虚所致;舌淡、苔白滑为阳虚、湿邪之征;白带淡而多为阳虚生湿、湿邪下注为患。

求因明机:肺主气,司呼吸,肾主纳气,患者禀赋不足,肺气虚弱,宣降失常,又肾虚不能纳气,则咳喘不已;脾肾两虚,脾虚不能运化水液、肾虚不能主水,则水湿之邪内生,下注任带,带脉失约,故白带色淡而量多;脾虚则纳呆,气血生化不足,则面色苍白,精神萎靡,软弱乏力,气少懒言;气血不能养心,则心悸、思睡;母病及子,土不生金,脾肺不足,则气短。脉细无力,舌暗淡,苔白滑皆为气血不足、脾肾两虚、阳虚水湿不化之征。综而观之,该患者病机为:禀赋不足→气血不足→脾肾两虚→阳虚内湿。咳喘是上实,白带是下虚;咳喘反复发作是标,脾肾两虚、气血不足是本。

明机立法:依据病机,确立治法以益气养血、温肾纳气、健脾化湿为主。

立法处方:患者咳喘兼以带下为病,故以子母方内外合治。内服方以《金匮要略》肾气丸为主方化裁;坐浴方以孙光荣教授经验方——孙氏清带汤为主方加减,主要治疗带下。

处方用药:内服方中,生晒参、生北芪、紫丹参益气活血为君药组;熟地黄、云茯苓、炒泽泻补肾健脾利湿,熟附片、上肉桂、怀山药温肾补脾,共为臣药组;牡丹皮、山萸肉、海蛤粉纳气平喘,紫河车、炙冬花、炙紫菀补肾平喘止咳,共为佐药组;鸡内金、生甘草健胃补脾,调和诸药,为使药。全方共奏健脾温肾、利湿化饮之功。

坐浴方——孙氏清带汤,为孙光荣教授治疗带下病的经验方。全方融清、利、敛为一体,相反相成,相得益彰,具有利湿解毒,敛湿止带之功效,临证加减对治疗带下病具有良好的疗效。针对该患者特点,内服方加坐浴方并用,是为子母方。内外合方,契合患者病机,咳喘、带下兼顾,故能取效。症状缓解后,效不更方,更加用孙光荣久咳久喘食疗方补肾敛肺,日久见功,故使患者咳喘多年未再复发。

孙氏清带汤的基本组方思想是在运用清热解毒止痒药物的同时,加用敛湿止带的药物。主要药物包括蛇床子、炙百部、白花蛇舌草、蒲公英、金银花、生薏米、煅龙骨、煅牡蛎、芡实仁、白鲜皮、地肤子、紫苏叶、生甘草。

案7 小儿气阴两虚咳喘

患儿咳喘3年,证属气阴两虚,治法以益气养阴为主,先以人参五味子汤化裁止咳平喘。咳喘止后,再以孙光荣久咳久喘食疗方善后,使咳喘未再复发。

某男,6岁。

主因"咳喘3年"于2012年5月16日就诊。

望诊:舌暗红,苔白,少津。面黄唇干。

闻诊:微咳微喘。

问诊:3岁时患哮喘,久治无效,某西医院以激素、抗生素、氨茶碱等维持至今。刻下:口干引饮,痰少且稠,神疲气弱,低热、盗汗、烦躁、易怒。

切诊:脉细数。

此乃气阴两虚所致之咳喘,法当先予益气养阴,以人参五味子汤为基本方治之:

西洋参9g	生北芪5g	紫丹参3g
五味子2g	麦门冬10g	炒白术6g
制鳖甲10g	银柴胡9g	地骨皮9g
浮小麦10g	炙冬花6g	炙紫菀6g
法半夏5g	化橘红5g	全瓜蒌5g
矮地茶10g	生甘草3g	

生姜3片,大枣1个为引。

7剂,水煎服,每日1剂,早晚分服。

上方,服3剂,咳喘渐平;7剂后,咳喘悉平,西药停服。

咳喘消除后,嘱服用孙光荣久咳久喘食疗方:新鲜紫河车1具(挑破紫筋、挤尽瘀血、洗净、切片),白果3个,五味子3g,百部根10g,黑豆30g,炖食,每月1次,连服3个月。

此后追访10年,咳喘未复发。

【按语】

此案的思辨要点：

虚实。脉象、舌象、症状均呈气阴两虚之象。

标本。咳喘是标，气阴两虚是本。

其组方药简量轻、药食同用，一击而中。

【解读】

四诊审证：3岁时患哮喘，久治无效，某西医院以激素、抗生素、氨茶碱等维持至今。就诊时见舌暗红，苔白，少津。面黄唇干，口干引饮，微咳微喘，痰少且稠，神疲气弱，低热、盗汗、烦躁、易怒。脉细数。审证为肺脾气阴不足。

审证求因：患儿咳喘日久，迁延不愈，无外感之征及诱因，病因可除外外感，病位在肺，与脾相关。脉细数、苔白少津，为气阴不足、阴虚内热之象。唇干口干、痰少而稠为阴虚津亏，低热盗汗为阴虚内热，面黄、神疲、乏力为气虚。咳喘、咳痰为肺失宣降。

求因明机：此患者以咳喘反复发作就诊，肺系久病，肺失充养，肺之气阴不足，宣降失司，故为咳喘。咳喘日久不愈、耗伤气阴与气阴不足、加重咳喘呈相互影响之势。肺脾气虚则神疲气弱面黄，气不行水，滞而为痰，阴虚津亏则痰稠；阴虚生内热，则唇干，口干引饮，低热、盗汗；金虚不能制木，则烦躁易怒。脉细数，舌暗红，苔白，少津，均是气阴两虚之象。综合分析，其病机为：咳喘久治不愈→肺脾气阴不足→肺失宣降→咳喘反复发作。气阴不足为本，咳喘为标。

明机立法：根据病机，确立治法当以益气养阴为主。咳喘缓解后，治法以补肾敛肺为主。

立法处方：依据确立之治法，处方以《幼幼集成》之人参五味子汤化裁。咳止喘平后，以孙光荣久咳久喘食疗方调治善后。

处方用药：方中西洋参、生北芪、紫丹参益气养阴活血，为君药组；五味子、麦门冬、炒白术益气养阴平喘，炒白术健脾益气，寓培土生金之义；制鳖甲、银柴胡、地骨皮滋阴清热，共为臣药组；矮地茶、炙冬花、炙紫菀止咳平喘，法半夏、化橘红、全瓜蒌化痰清肺，共为佐药组；浮小麦敛汗，生甘草清热、调和诸药，共为使药组。全方益肺之气阴，兼以化痰平喘清肺，使气阴得补、痰湿得除、肺热得清，肺气清肃，则咳喘自除。症状缓解后，用孙光荣久咳久喘食疗方补肾敛肺以善后，使咳喘不再复发。

案 8　小儿脾肺气虚咳喘

患儿咳喘反复发作 4 年,脾肺两虚所致之咳喘。先予补益肺脾之气,兼顾化痰平喘。以六君子汤加减而咳喘止。嗣后,以孙光荣久咳久喘食疗方调治。

某女,5 岁。

主因"咳喘反复发作 4 年"于 2000 年端午节就诊。

望诊:舌淡红,苔白,多涎。

闻诊:气弱声低,微有咳喘。

问诊:1 岁时患哮喘,曾以输液、敷贴、埋线等法治疗,但累愈累发。刻下:微有咳喘,痰液稀少,倦怠少言,纳少便溏,尿多尿清。

切诊:脉细缓。

此乃脾肺两虚所致之咳喘。法当先予补益肺脾之气,兼顾化痰平喘。以六君子汤为基本方治之。处方:

太子参 9g	生北芪 3g	紫丹参 2g
云茯苓 9g	炒白术 6g	法半夏 6g
广陈皮 6g	炙紫菀 6g	炙冬花 9g
矮地茶 9g	生甘草 3g	

7 剂,水煎服,每日 1 剂,早晚分服。

上方服用 7 剂后,咳喘平,食欲增。前方再进 14 剂。

咳喘消除后,嘱服用孙光荣久咳久喘食疗方:新鲜紫河车 1 具(挑破紫筋、挤尽瘀血、洗净、切片),白果 3 个,五味子 3g,百部根 10g,黑豆 30g,炖食,每月 1 次,连服 3 个月。

【按语】

此案的思辨要点:

虚实。脉象、舌象、症状均呈脾肺两虚之象。

标本。咳喘是标,脾肺两虚是本。

治疗之法,除口服汤药外,予食疗方治之,终获良效。

【解读】

四诊审证：1岁时患哮喘，曾以输液、敷贴、埋线等法治疗，但累愈累发。现见舌淡红，苔白，多涎。气弱声低，倦怠少言，微有咳喘，痰液稀少，纳少便溏，尿多尿清。脉细缓。审证为：脾肺两虚，痰浊阻肺。

审证求因：此患儿4年来，咳喘反复发作，无外感之诱因，故病因为内伤，得之于脏腑失调。气弱声低，倦怠少言，纳少便溏，尿多尿清，为肺脾气虚之证；微有咳喘，痰液稀少，为痰浊阻肺所致。

求因明机：此患者以咳喘反复发作就诊。肺病日久，肺气不足，肺病及脾，子盗母气，则脾气亦虚，脾虚则不能生金，肺气更虚，气失所主，脾虚失运，聚湿生痰，痰浊阻肺，肺失宣降，则发为咳喘；肺脾气虚，则气弱声低，倦怠少言，纳少；脾虚则水湿运化失职，故便溏、痰稀、尿多尿清，固摄失职则多涎。脉细缓、舌淡红、苔白均是脾肺两虚之象。综合分析，其病机为：咳喘迁延日久→肺脾气虚→痰湿内生→痰浊阻肺→咳喘反复发作。肺脾气虚是本，痰浊阻肺是标；肺脾气虚为本，咳喘反复发作为标。

明机立法：根据病机，确立治法当以补益肺脾、化痰平喘为主。咳喘缓解后，治法以补肾敛肺为主。

立法处方：依据治法，处方选用六君子汤化裁。

处方用药：首诊方中，太子参、生黄芪、紫丹参益气活血，为君药组；云茯苓、炒白术、法半夏、广陈皮健脾补气化痰，为臣药组；矮地茶、炙紫菀、炙冬花化痰平喘止咳，为佐药组；生甘草健脾补气，调和诸药，为使药。全方健脾补肺为主，兼以化痰止咳平喘，标本兼顾，恰合病机，故能取效迅捷。咳喘症状缓解后，用孙光荣久咳久喘食疗方补肾敛肺以善后，以期使咳喘不再反复。

案9 湿热咳嗽

咳嗽经年,辨证为脾胃湿热,上犯于肺,治疗当清热祛湿、化痰止咳,予以自拟验方孙光荣清热祛湿三叶汤加减而取效。

某男,8岁。

主因"咳嗽1年多"于2011年12月10日初诊。

望诊:舌红,苔黄腻。痰黏稠。

闻诊:咳嗽频作。

问诊:一年多来,咳嗽,咳痰,中西医多次以支气管炎治之罔效。咳嗽,咳痰,厌食,神疲力乏。

切诊:脉濡细。

此乃脾胃湿热所致之咳者,法当以清热祛湿为先,以自拟清热祛湿三叶汤为基础方化裁治之,处方:

太子参6g	生北芪5g	紫丹参3g
藿香叶10g	佩兰叶10g	冬桑叶10g
法半夏6g	广陈皮6g	连翘壳6g
鸡内金6g	生薏米10g	云茯苓10g

嘱自制竹沥为引。

7剂,每日1剂,水煎服,早晚各一次。

上方服1剂,即诸症缓解;继服6剂,咳止胃开,生活学习均恢复正常。

【按语】

该患者以咳嗽咳痰反复发作为主症,得之于脾胃湿热、上犯于肺所致。此时单纯清热解毒无效,湿热不去,咳嗽难安。以自拟清热祛湿三叶汤为基础方加减,清利湿热、化痰止咳,故能取效迅捷。

【解读】

四诊审证:该患儿以"咳嗽1年多"为主症就诊,经多次以支气管炎治之罔效。就诊时见:舌红,苔黄腻。咳嗽,咳痰,痰黏稠,厌食,神疲力乏。脉濡细。审证为热、湿、痰证。

审证求因：咳嗽提示病位在肺，厌食提示病位在脾胃。舌红、苔黄为热邪之征。湿邪困阻与气虚、阳虚均可见神疲乏力，但此患者并无畏寒肢冷舌淡，故非阳虚；脉来不虚，无气短自汗等症，故非气虚；结合患者脉濡细、苔腻等征，提示神疲力乏力、厌食是湿邪为患，病位在脾胃。咳嗽、咳痰、痰黏稠为痰邪所致，病位在肺。结合病程，可以排除新感外邪所患咳嗽。

求因明机：湿热蕴结脾胃，脾胃运化受阻，故纳差；湿性重着黏滞，阻碍气机，故见神疲乏力；湿热之邪，上犯于肺，肺失宣降，则咳嗽；热邪灼伤肺津，炼液成痰，又湿与热合，困阻气机，水湿不行，聚而为痰，故咳痰且痰质黏稠。脉濡细，舌红，苔黄腻皆为湿热之象。概而言之，此患儿病机为：湿热蕴结脾胃→上犯于肺，肺失清肃→热伤肺津，炼液成痰；水湿聚而成痰→痰热阻肺。脾胃湿热为本，肺失宣降为标。

明机立法：依据病机，确立相应治法：清利脾胃湿热为主，化痰止咳为辅。

立法处方：依据治法，选用孙光荣教授自拟经验方——清热祛湿三叶汤为主方加减治疗。

处方用药：方中冬桑叶、藿香叶、佩兰叶和胃化湿、开胃散热、清肺利气，法半夏、广陈皮、连翘壳燥湿化痰、理气清肺，共为君药组；太子参、生黄芪、紫丹参健脾益气活络，为臣药组；生薏米、云茯苓、鸡内金利水渗湿、健脾和胃，为佐药组；竹沥清热豁痰为使药。诸药合用，用药平淡轻灵，以宣上为主，兼顾畅中、渗下，共奏清热祛湿、化痰止咳、健胃和中之效。脾胃湿热一去，则湿热之邪不能犯肺，故止咳祛痰，取效迅捷，一剂而症状缓解，七剂而咳嗽消失、饮食正常。

孙光荣清热祛湿三叶汤，由冬桑叶、藿香叶、佩兰叶、西党参、生黄芪、紫丹参、生薏米、云茯苓、连翘壳组成。"治上焦如羽，非轻不举"，全方用药平淡轻灵，以宣上为主，兼顾畅中、渗下，共奏祛湿清热、宣肺止咳之功，多适用于湿热犯肺之证。

案10 无 名 咳 喘

反复咳喘一年半,辨证属气阴不足、痰浊阻肺,治法为益气养阴、化痰平喘止咳,以孙光荣地茶止咳饮合化痰止咳之品加减治之而获效。

某男,58 岁

主因"咳喘一年半"于 2013 年 2 月 28 日首诊。

望诊:舌淡,有齿痕,苔少。

闻诊:咳嗽、气喘。

问诊:自诉一年半前无明显诱因出现剧烈咳喘,严重唇绀,在多家二级、三级医院均未能明确诊断,经中西医药物治疗,微有好转,但咳喘依旧显著,不得不经常携带"激素雾化剂"(具体药物不详)使用。疾病初期,天气冷热对咳喘无影响;随着病程迁延,逐渐出现到冬季则咳喘加重,咳嗽而痰不易出,喘甚。刻下见:咳嗽,少痰,气喘,乏力,胸闷,口干,难寐。

切诊:脉细。

既往糖尿病史 18 年,初服用二甲双胍,后服用阿卡波糖片(拜糖平),血糖控制稳定。其母有哮喘病史。长期吸烟,现已戒烟 2 年。

此为气阴不足、痰浊阻肺所致之咳喘,治法为益气养阴、化痰平喘止咳,以自拟地茶止咳饮化裁(因药房无矮地茶,故先不用)。处方:

西洋参 10g	生黄芪 10g	紫丹参 10g
荆芥穗 10g	南杏仁 10g	麦门冬 15g
干冬花 10g	清紫菀 10g	补骨脂 10g
化橘红 10g	全瓜蒌 7g	降真香 10g
云茯神 10g	炒枣仁 10g	

7 剂,水煎服,每日 1 剂,早晚分服。

2013 年 3 月 7 日　二诊

脉沉弱、微滑,舌质淡红,齿痕明显,舌苔微黄。咳喘减轻,但活动后可加重。饮食睡眠尚可,大便时干时稀,小便如常。前方去茯神、枣仁。

西党参 10g	生黄芪 10g	紫丹参 10g
荆芥穗 10g	南杏仁 10g	麦门冬 15g
干冬花 10g	清紫菀 10g	补骨脂 10g

| 化橘红 10g | 全瓜蒌 7g | 降真香 10g |

7 剂,水煎服,每日 1 剂,早晚分服。

2013 年 3 月 21 日　三诊

脉细,舌淡红,有齿痕,苔薄白。服药后,咳嗽、气喘完全消失,如若常人。持续一年半之久的咳喘已无丝毫症状,患者认为彻底好了,遂正常工作,去外地出差。自述出差回来后稍有咳喘,但症状不严重,故来复诊。二诊方加五味子 3g,继服 7 剂,以资巩固。处方:

西党参 10g	生黄芪 10g	紫丹参 10g
荆芥穗 10g	南杏仁 10g	麦门冬 15g
干冬花 10g	清紫菀 10g	补骨脂 10g
化橘红 10g	全瓜蒌 7g	降真香 10g
五味子 3g		

7 剂,水煎服,每日 1 剂,早晚分服。

【按语】

此患者反复咳喘一年半,证属气阴不足、痰浊阻肺,以地茶止咳饮加减,合化痰止咳之品治之。因患者冬季时,咳喘可加重,故以荆芥穗易地茶止咳饮中之冬桑叶。

【解读】

四诊审证:自诉一年半前无明显诱因出现剧烈咳喘,严重唇绀,在多家医院均未能明确诊断,经中西医药物治疗,疗效甚微。疾病初期,天气冷热对咳喘无影响;随着病程迁延,逐渐出现到冬季则咳喘加重,咳嗽而痰不易出,喘甚。就诊时见:舌淡,有齿痕,苔少。现咳嗽,少痰,气喘,难寐,口干,乏力,胸闷。脉细。审证为:气阴不足,痰浊阻肺。

审证求因:患者咳喘一年多,发作无明显诱因,可排除外感病因。脉细、舌淡苔少、乏力、口干为气阴不足。咳嗽、喘息为肺失宣降。舌有齿痕、咳痰、胸闷为痰浊阻肺、气机不畅所致。

求因明机:此患者反复咳喘,耗气伤阴,肺之气阴不足,则乏力、口干;痰浊阻肺,壅塞气道,肺肃降失职,则咳嗽、喘息、咳痰;痰浊阻滞,胸阳失展,气机不畅,则胸闷、难寐;脉细、舌淡,有齿痕,苔少,均为气阴不足、痰浊阻肺之象。综而观之,其病机为:反复咳喘,耗伤气阴→气阴不足→痰浊阻肺→肺失宣降→咳喘反复。气阴不足为其本,痰浊阻肺为其标。

明机立法:根据所析之病机,确立治法当以益气养阴、化痰平喘止咳为主。

立法处方:依据所立之治法,处方以孙光荣地茶止咳饮加减为主。

处方用药:首诊方中,西洋参、生黄芪、紫丹参益气养阴活血,为君药组;荆芥穗、南杏仁、麦门冬润肺养阴、宣肺止咳化痰,干冬花、清紫菀、补骨脂止咳平喘、补肾纳气,共为臣药组;化橘红、全瓜蒌、降真香化痰降气,为佐药组;云茯神、炒枣仁养心安神,因失眠而设,为使药组。诸药合用,益气养阴、平喘止咳、降气化痰,面面俱到,切合病机,故能两周取效,一年多的咳喘顿然消失。三诊中加五味子为敛肺止咳而设,孙光荣教授当时在门诊中说,若有矮地茶,则患者此次门诊可不用五味子。因该患者有糖尿病,故在使用紫菀、款冬花时,用了干冬花、清紫菀,而未用炙紫菀、炙冬花,因其蜜制含糖,不适合糖尿病人。孙光荣教授在诊断、用药时因人制宜的细致入微,可见一斑。

案 11　过敏性哮喘

本医案患者哮喘反复发作 4 年,为痰浊化热阻肺所致,以降气化痰、清肺平喘法治之而取效。

某男,38 岁。

主因"咳嗽、喘息费力反复发作 4 年"于 2011 年 12 月 2 日首诊。

望诊:舌暗红,苔少。白黏痰多,痰中夹黑点,易咳出。

闻诊:咳嗽、喘息,喉间可闻及痰鸣。

问诊:4 年来,反复发作咳嗽、喘息费力,吸气尤甚,在辽宁某三级医院诊断为"过敏性哮喘",曾行心肺 CT 相关检查,未见异常,多方治疗无效。就诊时见:咳嗽,咳痰,喘息费力、吸气时明显,在活动、讲话、夜间睡眠时皆可发作。胸闷,胸憋,饭后为甚,后背痛,口干。对花粉、草粉等过敏。

切诊:脉弦。

此为痰浊阻肺,化热伤阴所致咳喘,治疗当以降气化痰、清肺平喘为主,处方:

西洋参 10g	生黄芪 7g	紫丹参 12g
炙冬花 10g	炙紫菀 10g	降真香 10g
桑白皮 10g	冬桑叶 10g	炙百部 10g
金银花 12g	五味子 3g	灵磁石 10g
白鲜皮 10g	生甘草 5g	

7 剂,水煎服,每日 1 剂,早晚分服。

2012 年 1 月 6 日　二诊

脉弦小,舌红,苔少。患者自服前方 1 个月,自觉喘息症状减轻约六成,吸气时喘息消失,咳嗽基本消失,咳痰减少,背痛程度及面积明显减轻。

西洋参 10g	生黄芪 10g	紫丹参 12g
炙紫菀 10g	炙冬花 10g	降真香 10g
化橘红 6g	瓜蒌皮 10g	麦门冬 10g
炙百部 10g	炒前胡 10g	灵磁石 10g
白鲜皮 10g	五味子 3g	延胡索 10g
生甘草 5g		

7剂,水煎服,每日1剂,早晚分服。

2012年3月2日　三诊

脉细数,舌淡,苔少。患者自服前方2个月,黑痰已消除,喘息明显减轻,但喉间仍可闻及痰鸣,自觉"胸部有气往上顶"。

西洋参10g	生黄芪10g	紫丹参10g
炙紫菀10g	南杏仁10g	降真香10g
化橘红6g	瓜蒌皮10g	麦门冬10g
炒前胡10g	桑白皮10g	蒲公英12g
木蝴蝶10g	生甘草5g	

7剂,水煎服,每日1剂,早晚分服。

【按语】

此患者以反复咳喘、吸气时加重4年有余为主症,此为痰浊化热阻肺所致,治疗当清肺化痰,止咳平喘。处方以定喘汤(《摄生众妙方》)为底方,但依据患者临床征象,灵活加减,取其义而未照搬其药,如无寒象,故去麻黄,敛肺定喘未用白果,而方中五味子、灵磁石、炙百部皆有其功。综而观之,全方宣降同用,辅以敛肺,起清肺化痰、止咳定喘之功效。

【解读】

四诊审证:患者以"咳嗽、喘息费力反复发作4年"就诊。就诊时见:舌暗红,苔少。咳嗽,喘息费力、喉间痰鸣、吸气时明显,在活动、讲话、夜间睡眠时皆可发作,伴白黏痰多,痰中夹黑点,易咳出,胸闷、胸憋,饭后为甚,后背痛,口干。脉弦,对花粉、草粉等过敏。审证为痰证、热证、气滞证。

审证求因:咳嗽、喘息,提示病位在肺。白黏痰多、易咳出、脉弦,为痰证;口干、暗红舌,提示热证、气血壅滞;胸闷、胸憋、饭后为甚、后背痛,提示胸中气机不畅,结合既往史、辅助检查结果,可除外心脏疾患所致。综合患者临床表现、病程,可排除外感,而确定病因为痰邪,过敏原为诱因。

求因明机:痰浊阻肺,痰随气升,气因痰阻,痰气壅塞于气道,气道狭窄挛急,通畅不利,肺气宣降失常而咳嗽、喘息、咳痰,痰气相互搏击而致喉间痰鸣有声。痰浊阻滞,胸阳失展,气机不畅,则胸闷、胸憋、后背痛;痰浊化热伤阴,则口干、舌暗红、苔少;脉弦紧为痰浊阻滞、气机不畅之征。综而言之,此患者病机为:痰浊阻肺→肺失宣降→肺气阻滞→痰浊化热。痰浊阻肺为本,肺气阻滞为标;痰、热为本,咳喘、痰鸣为标。

明机立法:依据病机,确立治法以降气化痰、清肺平喘为主。

立法处方:依据治法,仿定喘汤(《摄生众妙方》)之义而处方。

处方用药:首诊方中,西洋参、生黄芪、紫丹参益气活血,为君药组;炙紫菀、炙冬花、真降香降气止咳平喘,桑白皮、冬桑叶、炙百部清肺化痰、止咳平喘,共为臣药组;金银花、五味子、灵磁石清肺热、敛肺纳气而平喘,为佐药组;白鲜皮清热祛风止咳,孙光荣教授用之以抗过敏;生甘草清热、调和诸药,二者共为使药。诸药合用,有降气化痰、清肺平喘、抗过敏之功效,故能起效迅速。服药1个月,咳嗽消失、喘息明显缓解,故二诊时减轻肃肺、清肺之力,如去桑白皮、冬桑叶、金银花,而加强化痰平喘之力,如加化橘红、炒前胡、瓜蒌皮、麦门冬等。三诊时,咳喘几乎消失,而以喉间轻微痰鸣为主,故增木蝴蝶以清肺利咽止咳。

白鲜皮可祛风,燥湿,清热,解毒。用于湿热疮毒,黄水淋漓,湿疹,风疹,疥癣疮癞,风湿热痹,黄疸尿赤。除以上常见功效外,白鲜皮尚可以止咳。《证类本草》引《兵部手集方》:疗肺嗽。《神农本草经疏》:白鲜皮,苦能泄热,寒能除热,故主头风有火证。性寒而燥,能除湿热,故主五疸。咳逆者,实火上冲也,得寒而散,则咳逆止矣。《本草求真》:白鲜皮,阳明胃土,喜燥恶湿,一有邪入,则阳被郁不伸,而热生矣。有热自必有湿,湿淫则热益盛,而风更乘热至,相依为害,以致关节不通,九窍不利,见为风疮疥癣,毛脱疸黄,湿痹便结,溺闭阴肿,咳逆狂叫,饮水种种等症,治宜用此苦泄寒咸之味,以为开关通窍,俾水行热除,风息而症自克平。奈世不察,猥以此为疮疡之外用,其亦未达主治之意耳。孙光荣教授认为白鲜皮是过敏性疾患的必用药,有良好的止痒、抗过敏作用,在对于过敏性鼻炎、慢性咽炎、过敏性哮喘、咳嗽变异性哮喘、感染后咳嗽等过敏性呼吸道疾患及有咽痒主症者,每每用之。

案 12　过敏性哮喘

患者哮喘反复发作十多年,为气阴不足、风邪恋肺所致,以益气养阴、祛风利咽、止咳平喘治之,予孙光荣地茶止咳饮化裁而取效。

某女,39 岁。

主因"反复咳喘 15 年,加重 1 个月余"于 2012 年 9 月 7 日首诊。

望诊:舌淡,有齿痕,苔灰腻。

闻诊:咳喘。

问诊:患者近 15 年来,咳喘反复发作,每年立秋时开始发作,到 10 月底左右方可停止。曾在北京某三甲医院被确诊为"过敏性哮喘",服用氨茶碱治疗(具体用法不详),效果不明显。近 1 月余来,咳喘,痰少而不易咳出,乏力,心悸,水肿(服用氨茶碱所致),鼻塞,咽痒。平素易急躁。患者已婚育 1 子。对花粉过敏。无哮喘家族史。

切诊:脉细稍数。

此为气阴不足,风邪恋肺所致咳喘,治法当益气养阴、祛风利咽为主。

(1) 汤药口服方

生晒参 10g	生黄芪 10g	紫丹参 10g
荆芥穗 10g	炙冬花 10g	炙紫菀 10g
冬桑叶 10g	枇杷叶 10g	木蝴蝶 6g
麦门冬 10g	五味子 3g	灵磁石 7g
补骨脂 10g	南杏仁 10g	

7 剂,水煎服,每日 1 剂,早晚分服。

(2) 食疗方

生鸡蛋 1 枚,破一小口,置入 7 粒白胡椒,用纸封住口。放米饭中煮熟后,吃鸡蛋一次。

2012 年 9 月 14 日　二诊

脉细稍数,舌红,有齿痕,苔少。服上方后,咳喘消失。患者同时停用西药,哮喘未发作。乏力心悸亦好转。有入睡困难、多梦等症。

生晒参 10g	生黄芪 10g	紫丹参 10g
荆芥穗 10g	炙冬花 10g	炙紫菀 10g

麦门冬 10g	五味子 3g	灵磁石 7g
补骨脂 10g	木蝴蝶 10g	白鲜皮 10g
云茯神 10g	炒枣仁 10g	生甘草 5g

7剂,水煎服,每日1剂,早晚分服。

【按语】

此患者以反复咳喘15年就诊,综合四诊所见,辨证为气阴不足,风邪恋肺。治疗当以益气养阴、祛风利咽,以自拟地茶止咳饮加减治之。但此患者反复咳喘,遇秋而作,当需注意,此为"秋喘",故方中加生脉散,益气养阴,意取"火克金"之义。因处方时,药房无矮地茶,故本病例中不得已而未用。

【解读】

四诊审证:患者近15年来,咳喘反复发作,每年立秋时开始发作,到10月底左右方可停止。曾在北京某三甲医院被确诊为"过敏性哮喘",服用氨茶碱治疗(具体用法不详),效果不明显。就诊时见:舌淡,有齿痕,苔灰腻。咳喘,痰少而不易咳出,乏力,心悸,水肿(服用氨茶碱所致),鼻塞,咽痒。脉细稍数。对花粉过敏。无哮喘家族史。审证为气阴不足、风、痰湿。

审证求因:咳喘、痰少难咳提示病位在肺。乏力、舌淡,为气不足;灰腻苔提示痰湿,病程较长。脉细数为阴虚内热。鼻塞、咽痒为风邪为患。患者病程较长,遇秋则发,提示疾患虚实夹杂,内有正气不足、风邪伏肺,外有时邪诱发。

求因明机:肺气不足,则乏力;风邪恋肺,"乘秋则肺先受邪",则咳喘遇秋而作。二者相合,则咳喘难愈。心肺气阴不足,则乏力、心悸、脉细数;气虚则舌淡、有齿痕;气虚不能化津,聚而生为痰湿,痰湿阻肺,则可见咳喘、痰少而难以咳出、舌苔灰腻。风邪上袭咽鼻,则咽痒、鼻塞。综而言之,此患者病机为:心肺气阴不足、风邪恋肺→痰湿阻肺。肺气虚为本,痰湿为标。

明机立法:依据病机,确立相应治法为益气养阴、祛风利咽为主,化痰止咳为辅。

立法处方:依据治法,方选孙光荣教授自拟地茶止咳饮为主方加减,并配合食疗方治之。

处方用药：首诊口服汤药方中，生晒参、生黄芪、紫丹参益气活血，为君药组。荆芥穗、炙冬花、炙紫菀祛风止咳平喘，冬桑叶、枇杷叶、木蝴蝶利咽化痰止咳，共为臣药组。患者至秋而喘，秋通肺属金，心属火，火克金，故用麦门冬、五味子、灵磁石，为佐药组，一则镇心、益心阴以消心悸，灵磁石尚可纳气平喘；二则火克金，心之气阴足，制约过亢之肺气，使咳喘缓解，起到间接止咳平喘的作用。此外，麦门冬养阴生津润肺，对"咽痒""痰少而不易咳出"均有对症治疗功效。南杏仁降肺化痰、止咳平喘，补骨脂补肾而纳气，二者肺肾同治，共为使药。食疗方中，白胡椒辛，温，归胃、大肠经，功效可下气、消痰。鸡蛋味甘，性平。归肺、脾、胃经，滋阴润燥，可有止咳平喘消痰之功。药物配合膳食，起到益气养阴、祛风利咽、清肺化痰、止咳平喘的作用。方中所用药物，轻清上扬，以宣肺为主，兼以肃肺，切合患者秋喘之病机，故能起效迅速。二诊之中，加入白鲜皮制咽痒，且可抗过敏。云茯神、炒枣仁为失眠对症而设。

案 13　鼻渊(急性鼻窦炎)

患儿"头胀头痛3周",为鼻渊(急性鼻窦炎)所致,证属痰热郁肺、胆经湿热,上蒸鼻窦,治疗以清利肺、胆湿热,化痰通窍而迅速取效。

某女,9岁。

主因"头胀头痛3周"于2014年4月10日就诊。

望诊:舌红,苔黄。

问诊:3周前感冒发热,服用退烧药后,热退,但出现鼻塞、头胀、头痛,影响学习,在某医院服用抗生素治疗1周,未见明显缓解。现头胀,头痛,鼻涕黄稠,鼻塞。口苦,黄黏痰。

切诊:脉弦小。额窦、上颌窦压痛。

此为鼻渊(急性鼻窦炎),证属痰热郁肺、胆经湿热,上蒸鼻窦,治疗当清肺、胆湿热,化痰通窍。处方:

辛夷花 10g	香白芷 5g	蔓荆子 7g
法半夏 5g	广陈皮 7g	化橘红 6g
蒲公英 10g	夏枯草 7g	桑白皮 6g
西党参 7g	生黄芪 8g	紫丹参 5g
生甘草 5g		

7剂,水煎服,每日1剂,早晚分服。

2014年4月17日　二诊

脉细,舌略红,苔薄白。头胀、头痛、鼻塞消失。口苦明显减轻、黄痰明显减少。

辛夷花 10g	香白芷 5g	蔓荆子 7g
法半夏 5g	广陈皮 5g	化橘红 6g
蒲公英 10g	桑白皮 6g	夏枯草 7g
漏芦 3g	漂射干 5g	矮地茶 8g
西党参 7g	生黄芪 8g	紫丹参 5g
生甘草 5g		

7剂,水煎服,每日1剂,早晚分服。

【按语】

　　鼻渊急性发作,多属实证,病位在鼻窦,与肺、胆密切相关。该患者病机为痰热郁肺、胆经湿热,熏蒸鼻窦。脉小,提示正气受伤,故治疗时,在辨证论治的基础上加用了西党参、生黄芪、紫丹参以扶正。

【解读】

　　四诊审证:脉弦小,舌红,苔黄。头胀头痛,额窦、上颌窦压痛,鼻塞,鼻涕黄稠。口苦,黄黏痰。审证为:痰热郁肺、胆经湿热。

　　审证求因:头胀头痛,额窦、上颌窦压痛,鼻塞,鼻涕黄稠,为肺热、胆经湿热,循经上攻、熏蒸鼻窦。口苦为胆经热盛,热盛日久伤正,则脉弦而小。黄黏痰多,为痰热阻肺。

　　求因明机:感受外邪,郁而化热,肺气不宣,津液凝聚,湿热交蒸鼻窦;胆经湿热,循经上犯,湿热熏蒸,故则头胀、头痛,额窦、上颌窦压痛,鼻塞,鼻涕黄稠。胆经湿热,则口苦。痰热阻肺,肺气不宣,津液凝聚为痰,则痰黄而黏。湿热伤正,故见脉弦小。舌红苔黄,为热盛之征。其病机为:外邪袭表→入里化热→痰热阻肺、胆经湿热→循经上攻、熏蒸鼻窦。痰热阻肺、胆经湿热为本,鼻渊诸症为标。

　　明机立法:根据所析之病机,确立其治法以清肺、胆湿热,化痰通窍为主。

　　立法处方:依据所立之治法,自拟组方。

　　处方用药:首诊方中,辛夷花、香白芷、蔓荆子宣通鼻窍、清利头目,为君药组。法半夏、广陈皮、化橘红燥湿化痰,蒲公英、夏枯草、桑白皮清肺、胆湿热,共为臣药组。西党参、生黄芪、紫丹参益气活血,为佐药组。生甘草清热解毒,为使药。全方配伍精当,共奏清利肺胆、化痰通窍之功,针对鼻渊及兼症,照顾全面。故服药七剂,二诊时鼻渊症状消失,口苦、黄痰明显缓解,加用漏芦、漂射干、矮地茶利湿、利咽,巩固治疗一周。

妇科病

案 1 月经量少伴白带增多

该医案为月经量少,伴白带增多,病机为气血虚弱、肾虚血瘀,以内外合治法益气活血补肾而取效。

某女,36岁。

主因"月经量少近1年"于2013年3月7日就诊。

望诊:舌淡紫,苔少。

闻诊:口中无异味。

问诊:月经量少近1年,月经后期,经行有块、色暗,腹痛,腰酸,白带增多。睡眠不安,二便正常。

切诊:脉弦小。

此为气血虚弱、肾虚血瘀所致,治当益气活血补肾。

(1) 口服方:

西党参 12g	生黄芪 15g	紫丹参 10g
益母草 12g	制香附 10g	延胡索 10g
全当归 12g	阿胶珠 10g	川杜仲 12g
云茯神 10g	炒枣仁 10g	生甘草 5g

14剂,水煎服,每日1剂,早晚分服。

(2) 坐浴方:

蛇床子 10g	百部根 10g	蛇舌草 12g
白鲜皮 12g	地肤子 12g	蒲公英 15g
生薏米 15g	芡实仁 15g	川萆薢 12g
紫苏叶 10g	鱼腥草 12g	

14剂,水煎坐浴,每日1剂,早晚各一次,每次坐浴15分钟。

2013 年 4 月 18 日　二诊

脉弦小,舌淡紫,苔少。服前方一个月后,月经量已明显增多,血块减少。坐浴药使用 2 周后,白带基本消失,故不再用。口服方略事调整,以资巩固。

西党参 12g	生黄芪 15g	紫丹参 10g
益母草 12g	制香附 10g	阿胶珠 10g
延胡索 10g	全当归 12g	川杜仲 12g
云茯神 10g	炒枣仁 10g	生甘草 5g
龙眼肉 12g	大红枣 10g	

7 剂,水煎服,每日 1 剂,早晚分服。

【按语】

该患者月经量少近 1 年,伴白带量多,分析病机,气血不足、肾虚血瘀之象明显,故以益气活血、补肾养血之方——孙光荣调经汤化裁内服,以孙氏清带汤坐浴治疗白带增多,内外合治,取效明显。

【解读】

四诊审证:脉弦小,舌淡紫,苔少。经行量少、有块、色暗,月经后期,腹痛,腰酸,白带增多。睡眠不安。审证为:气血两虚、血瘀、肾气不足、湿邪下注。

审证求因:脉弦小、舌淡、苔少、睡眠不安、月经后期、量少,为气血不足之征;舌紫、月经后期、有块色暗、腹痛,为血瘀之象;腰酸为肾气不足,白带增多为湿邪下注任带、带脉失约所致。

求因明机:肾气不足、气血两虚,冲任不足,血海不能按时满溢,故月经后期、量少,舌淡苔少、脉弦小;血虚不能养心则睡眠不安;气虚不能行血而致血瘀,瘀血阻滞,则经行腹痛、月经有块色暗、舌紫;腰为肾之外府,肾虚则腰酸;肾气虚,水失气化,湿浊下注,带脉失约,故白带清稀量多。综合分析,此患者病机为:气血虚弱、肾气不足→气虚血瘀→湿邪下注。气血虚弱、肾气不足为本,月经后期、白带增多为标。

明机立法:依据病机,确立治法为益气养血、补肾、活血、利湿。

立法处方:依据治法,处方内服以孙光荣调经汤加减为主,外治以孙氏清带汤化裁坐浴。

处方用药：首诊内服方中,西党参、生黄芪、紫丹参益气活血,为君药组;阿胶珠、全当归、川杜仲补肾养血,为臣药组;益母草、制香附、延胡索理气活血止痛,既可调经,又可止腹痛,为佐药组;云茯神、炒枣仁、生甘草,养心安神,为睡眠不安而设,是使药组。全方益气、养血、补肾、活血,使气血得养、肾气得补,坚持服用1个月后,月经量增多、血块减少。针对白带量多,使用孙氏清带汤加减坐浴,利湿敛带清热,专病专方,2周后白带基本消失,效果显著。

孙光荣调经汤,由生晒参、生黄芪、紫丹参、益母草、制香附、全当归、阿胶珠、大熟地、生甘草组成,有益气活血、养血调经之功效,主要适用于气血不足、气滞血瘀之月经失调诸症。

案 2　月经后期伴多发性子宫肌瘤

该医案为月经后期 2 年,伴有子宫肌瘤、卵巢囊肿等疾患,子宫肌瘤非短期之功,故以调经为主,兼顾子宫肌瘤的治疗。其月经失调,基本病机以气虚血瘀为主,治疗以益气活血方药取效。

某女,28 岁。

主因"月经后期 2 年余"于 2014 年 1 月 3 日就诊。

望诊:舌红,苔少。

闻诊:言语洪亮。

问诊:月经后期,月经周期 50~70 天,色黑,有块,行经时小腹有压迫感,总有尿意,夜尿 2 次。平素情绪急躁。多发性子宫肌瘤术后 3 年,2013 年 11 月 29 日行妇科 B 超检查发现子宫肌瘤复发(子宫多发肌瘤,大者约 3.2cm×2.5cm×3.5cm。左卵巢旁囊肿 2.5cm×2.8cm×2.9cm)。

切诊:脉细稍涩。

此为气虚血瘀、毒热互结所致之月经后期、子宫肌瘤,治当益气活血为主,兼顾解毒散结,以孙光荣调经汤合清热解毒散结之品化裁,处方:

生晒参 12g	生黄芪 12g	紫丹参 10g
益母草 12g	制香附 10g	阿胶珠 10g
山慈菇 12g	菝葜根 12g	蛇舌草 12g
半枝莲 12g	珍珠母 15g	蒲公英 15g
制川朴 6g	大腹皮 10g	生甘草 5g

7 剂,水煎服,每日 1 剂,早晚分服。

2014 年 1 月 10 日　二诊

脉细小,舌淡红苔少。服前方后病情稳定。

生晒参 10g	生黄芪 10g	紫丹参 10g
益母草 10g	制香附 10g	阿胶珠 10g
山慈菇 12g	菝葜根 12g	蛇舌草 12g
半枝莲 12g	珍珠母 15g	蒲公英 15g
制厚朴 6g	全当归 10g	夏枯草 5g
生甘草 5g		

7剂,水煎服,每日1剂,早晚分服。

2014年8月29日　三诊

患者坚持服药至今。现脉弦细,舌淡红苔少。睡眠略差,自述3月至今月经周期为35天左右,色正,无腹胀。情绪好转。

生晒参 12g	生北芪 12g	紫丹参 10g
益母草 12g	制香附 10g	阿胶珠 10g
山慈菇 12g	菝葜根 12g	珍珠母 15g
猫爪草 10g	蒲公英 15g	夏枯草 5g
云茯神 10g	炒枣仁 10g	全当归 10g
生甘草 5g		

7剂,水煎服,每日1剂,早晚分服。

2015年3月6日来孙光荣教授门诊因失眠就诊,言其至今月经周期30日左右,且行经无异常不适。

【按语】

此患者月经后期,伴经行腹胀、尿频,有子宫肌瘤、卵巢囊肿等疾患,治疗当分清主次,子宫肌瘤非短期之功,故以调经为主,兼顾子宫肌瘤的治疗。此患者月经失调,基本病机以气虚血瘀为主,故治疗以益气活血为要。

【解读】

四诊审证:脉细稍涩,舌红苔少。月经愆期,色黑,有块。行经时小腹有压迫感,总有尿意。情绪急躁。多发性子宫肌瘤术后3年,现又复发。月经周期50~70天。审证为:气血不足、血瘀、肝气郁结、热毒互结。

审证求因:脉细、苔少、月经愆期,为气血不足;月经色黑、有块、脉涩,为血瘀所致;情绪急躁、行经时小腹有压迫感为肝气郁结;子宫肌瘤、舌红,为热毒互结。

求因明机:气血不足,血海不能按时满溢,则月经愆期、脉细苔少。气虚、气郁不能推动血行,则致血瘀,故可见经行血块多、色黑、脉涩;患者平素情绪急躁,肝气郁结,疏泄失司,经期冲脉气血充盛,肝司冲脉,肝经"抵小腹",肝脉气血郁满,则可致小腹胀满;小腹胀满、膀胱受激惹,则尿意频。舌红、子宫肌瘤为热毒互结所致。综而言之,其病机为:气血不足、肝气郁结→气虚血瘀→月经后期；热毒互结→子宫肌瘤。气虚血瘀为本，月经后期为标；热毒互结为本，子宫肌瘤为标。

明机立法：根据所析之病机，立法以益气活血为主调治月经疾患，兼顾清热解毒散结以治疗子宫肌瘤。

立法处方：根据所立之法，处方以孙光荣调经汤为基础方加减。

处方用药：首诊方中，生晒参、生黄芪、紫丹参益气活血，为君药组；益母草、制香附、阿胶珠养血活血、疏肝理气，为臣药组。益母草、制香附理气活血，为孙光荣教授治疗月经失调的常用药对。大腹皮、制厚朴、生甘草理气除满，针对小腹胀满而设，为佐药组。山慈菇、菝葜根、蛇舌草，半枝莲、珍珠母、蒲公英，此二组药物清热解毒散结，为治疗子宫肌瘤而设，为使药组。全方益气活血、疏肝理气、清热解毒散结俱备，以调经为主，同时治疗子宫肌瘤。患者二诊时服药一周，因月经未来潮，未见疗效。服药约2个月后，月经周期已缩短至约35天，且疗效持久，一年之后未反复。三诊时为半年之后，月经已基本正常，故此后以治疗子宫肌瘤为主。

案3　月经先后不定期、月经过少

该病案为月经先后不定期并伴月经量少,病机为气血失调,故治疗以益气养血活血为主而取效。

某女,28岁。未婚

主因"月经经期紊乱一年半"于2014年2月27日就诊。

望诊:舌红,苔薄黄,肤色发暗。

问诊:月经经期紊乱,或提前,或错后,经行量少,2~3天即净,色黑、有块。经来腹痛。伴神疲,口干,头晕,失眠。

切诊:脉虚细无力。

此为气血不足、气滞血瘀所致,治以益气养血、活血化瘀为主,处方:

西洋参 10g	生黄芪 10g	紫丹参 10g
益母草 12g	制香附 10g	全当归 10g
月季花 10g	延胡索 10g	制首乌 12g
云茯神 12g	炒枣仁 10g	生甘草 5g

14剂,水煎服,每日1剂,早晚分服。

2014年3月11日　二诊

脉细无力,舌红,苔薄黄。月经经期紊乱,量少,色黑,头晕,乏力,失眠。

西洋参 10g	生黄芪 10g	紫丹参 10g
益母草 12g	制香附 12g	全当归 10g
月季花 10g	延胡索 10g	制首乌 12g
云茯神 12g	炒枣仁 10g	生甘草 5g
阿胶珠 10g	明天麻 10g	川红花 10g

7剂,水煎服,每日1剂,早晚分服。

2014年4月17日　三诊

脉细,舌红,苔薄白。服药一个月,诸症均减,现无明显不适。

西洋参 10g	生黄芪 10g	紫丹参 10g
益母草 12g	制香附 12g	全当归 10g
月季花 10g	延胡索 10g	制首乌 12g
云茯神 12g	炒枣仁 10g	阿胶珠 10g

明天麻 10g　　　　川红花 10g　　　　麦门冬 15g

生甘草 5g

7 剂,水煎服,每日 1 剂,早晚分服。

2014 年 5 月 29 日　四诊

脉细,舌红,苔薄白。服药 2 个月期间,月经按时来潮,28~34 天一行,每次行经 5~7 天,色稍黑,痛经消失。上月因连续外地出差,十分劳累,月经来了两次,且量多。现乏力,余无明显不适。

西洋参 10g	生黄芪 10g	紫丹参 10g
全当归 12g	制香附 10g	延胡索 10g
云茯神 12g	炒枣仁 10g	制首乌 12g
生甘草 5g	川红花 10g	阿胶珠 10g
麦门冬 15g	川杜仲 10g	生地炭 10g
大红枣 10g		

7 剂,水煎服,每日 1 剂,早晚分服。

【按语】

此患者月经先后不定期并伴月经量少,辨证关键在于气血失调,故治疗以益气养血活血为主,方中益母草、制香附为调经的常用药对,但月经量多时,注意调整益母草的用量。此患者四诊时因劳累过度而致月经月行两次,故去益母草而加生地炭以助止血。

【解读】

四诊审证:脉虚细无力,舌红,苔薄黄。月经经期紊乱,量少,2~3 天即净,色黑有块,经来腹痛。伴神疲,口干,头晕,寐差,肤色发暗。审证为:气血不足、阴虚内热、气滞血瘀。

审证求因:脉虚细无力、月经量少、神疲、头晕、寐差,为气血不足所致;月经经期紊乱、色黑、有块、经来腹痛、肤色发暗为肝气郁滞、气滞血瘀所致;舌红、苔薄黄、口干为阴虚内热所致。

求因明机:患者气血失调、血海蓄溢失常,则月经经期紊乱;气血不足,血海满溢不足,则见月经量少;血不养心,则见神疲、寐差;气血不能上荣头面,则头晕;气血不足,不能充盈脉络,故脉虚细无力。肝郁气滞,气滞血瘀,瘀滞冲任,血行不畅,行经时气血下注冲任,胞脉气血更加壅滞,"不通则痛",故见腹痛。阴虚内热,则见口干,舌红,苔薄黄。综而言之,其病机为气血不足、阴虚内热→气滞血瘀→血海蓄溢失常。气血不足为本,经期紊乱为标。

明机立法:根据所析之病机,确立治法以益气养血、行气活血为主。

立法处方:根据所立之治法,处方以孙光荣调经汤为基本方加减。

处方用药:首诊方中,西洋参、生黄芪、紫丹参益气养阴活血,为君药组;益母草、制香附、全当归活血养血、疏肝理气,为臣药组;月季花、制首乌、延胡索养血活血、理气止痛,为佐药组;云茯神、炒枣仁、生甘草养心安神,治疗寐差,为使药组。全方益气养血、活血理气为主,使气血足而运行通畅,药证合拍,二诊、三诊、四诊均在首诊处方基础上,稍事加减,服药一个月而不适状况均缓解,服药两个月而月事正常。

案 4 月经先期、经期过长

该医案月经先期、淋漓不尽,伴白带增多,病机以气血不足为本,治疗时内外合治,以归脾汤化裁内服并孙氏清带汤坐浴而取效。

某女,47岁。

主因"月经先期11年"于2012年6月8日就诊。

望诊:舌红,苔微黄。

闻诊:气短。

问诊:11年前生育后,月经至今为23天一行,每次12~15天才结束,每次月经初期经色为红色,到中后期变为褐色。伴白带增多,质稠。乏力,失眠,头晕。

切诊:脉细稍涩。

此为气血不足,湿邪下注所致,治当以益气养血化湿为主,内外合治,内服以归脾汤化裁,外治以孙氏清带汤坐浴,处方:

（1）口服方:

生晒参 12g	生黄芪 7g	紫丹参 7g
益母草 10g	制香附 12g	川郁金 10g
生地炭 12g	地榆炭 12g	侧柏炭 12g
龙眼肉 10g	茯神 12g	制远志 6g
川草薢 10g	大红枣 10g	生甘草 5g

7剂,水煎服,每日1剂,早晚分服。

（2）坐浴方:

蛇床子 12g	蛇舌草 12g	炙百部 10g
川草薢 10g	地肤子 10g	白鲜皮 10g
蒲公英 15g	金银花 15g	生薏米 20g
芡实仁 12g	煅龙骨 12g	煅牡蛎 12g
紫苏叶 12g	生甘草 5g	

7剂,水煎坐浴,每日1剂,早晚各一次,每次坐浴15分钟。

2012年6月15日 二诊

脉细滑,舌红苔微黄,白带已净,月经淋漓已止。口干不欲饮,目胀,右胁胀痛(胆囊息肉)。

西洋参 10g	生黄芪 7g	紫丹参 7g
制香附 10g	益母草 10g	云茯神 10g
生地炭 12g	地榆炭 12g	侧柏炭 10g
川郁金 10g	延胡索 10g	海金沙 10g
金钱草 10g	生甘草 5g	

7剂,水煎服,每日1剂,早晚分服。

2012年7月6日　三诊

脉弦小,舌稍红,苔稍黄。服前方后月经如期而至,10天后月经停止,末次月经:2012年6月22日—7月2日。继以前方稍事加减,以资巩固。

【按语】

该患者月经先期、淋漓不尽,伴白带增多,病机以气血不足为本,故内外合治,取效迅捷。方中益母草,可行可止,不唯月经后期、闭经等属血瘀证者可用,崩漏也可应用,但此时当减量,且与他药相配,以止血不留瘀。

【解读】

四诊审证:11年前生育后,月经至今为23天一行,每次淋漓12~15天才结束,每次月经初期月经颜色为红色,到中后期颜色变为褐色。脉细稍涩,舌红,苔微黄。月经紊乱,乏力,气短,失眠,头晕,白带增多,质稠。审证为:气血不足、血瘀、湿热。

审证求因:脉细涩、乏力、气短、头晕、失眠,为气血不足、血不养心所致;月经先期、淋漓不尽,可因气虚、血热所致,但结合乏力气短等症,可以判断为脾虚统摄失职、气虚不能摄血所致;白带黏稠、量多、舌红、苔微黄为湿热下注所致。月经褐色,为血瘀所致。

求因明机:脾气不足,气血虚弱则乏力、气短,不能养心则失眠、不能上荣头部则头晕,脾虚不能统血,则月经先期、淋漓不尽;气虚生血瘀,则月经褐色;脾虚生湿,日久化热,则舌红苔黄,湿热下注,则白带量多黏稠。综而观之,其病机为:气血不足→血瘀、湿热。气血不足为本,血瘀、湿热为标;气血不足为本,月经失调为标。

明机立法:根据所析之病机,确立治法为益气养血兼以活血,清热利湿兼以止带,内外合治。

立法处方:根据所立之治法,内服处方以归脾汤化裁,外治处方以孙氏清带汤坐浴。

处方用药:首诊内服方中,生晒参、生黄芪、紫丹参养血活血,为君药组;益母草、制香附、川郁金理气活血调经、龙眼肉、云茯神、制远志养血安神,共为臣药组;生地炭、地榆炭、侧柏炭止月经淋漓之血,为佐药组;川萆薢分清泌浊、利湿止带,大红枣健脾养血,生甘草健脾和胃、调和诸药,为使药组。全方益气活血、养血安神为主,辅以止血、利湿,恰合病机。外治以孙氏清带汤坐浴,清热利湿止带,使白带较快消失。内外合治,经带兼顾,治本为主,兼顾治标,故能治疗一周而标证缓解,治疗一个月而月经恢复正常。

案 5 月 经 淋 漓

该患者月经淋漓不断 5 个月,辨证属气血不足、阴虚内热,治当以益气养血为主,以归脾汤化裁治疗而取效。

某女,29 岁

主因"月经淋漓不断 5 个月"于 2013 年 12 月 17 日首诊。

望诊:舌红,苔薄黄。

闻诊:气短懒言。

问诊:月经淋漓不断 5 个月,其间曾在某三甲医院妇科用过 2 次黄体酮治疗,使用时,月经可止,但一停用,又出血不止。现月经淋漓,乏力,口干,失眠。2 年前,曾在某三甲妇产医院行妇科 B 超检查,怀疑多囊卵巢综合征。但之后复查,又未见异常。

切诊:脉细涩,稍无力。

此为气血不足、阴虚内热,治当以益气养血为主,以归脾汤化裁,处方:

西洋参 10g	生北芪 12g	紫丹参 5g
炒白术 10g	全当归 10g	龙眼肉 10g
云茯神 12g	炒枣仁 12g	益母草 7g
生地炭 10g	地榆炭 10g	生甘草 5g
山慈菇 10g	夏枯草 10g	大红枣 10g

生姜 3 片

14 剂,水煎服,每日 1 剂,早晚分服。

2013 年 12 月 31 日　二诊

脉虚细,舌红,苔黄。服前方后失眠好转,经量较前减少,但因劳累近三天经量又有增多。自述上周查血孕酮、催乳素轻微升高(具体数值不详)。

西党参 15g	生黄芪 12g	紫丹参 5g
益母草 7g	全当归 10g	制香附 10g
云茯神 12g	炒枣仁 12g	龙眼肉 10g
川杜仲 10g	生地炭 10g	地榆炭 12g
夏枯草 10g	山慈菇 10g	蒲公英 12g
生甘草 5g		

14 剂,水煎服,每日 1 剂,早晚分服。

2014 年 1 月 16 日　三诊

脉细,舌略红,苔薄白。服药后,月经淋漓已止,大便略干。

西洋参 10g	生北芪 12g	紫丹参 5g
炒白术 10g	全当归 10g	龙眼肉 10g
云茯神 12g	炒枣仁 12g	生地炭 10g
地榆炭 10g	山慈菇 10g	夏枯草 10g
菝葜根 10g	法半夏 7g	广陈皮 7g
生甘草 5g	大红枣 10g	生姜 3 片

7 剂,水煎服,每日 1 剂,早晚分服。

随访 2 年,月经淋漓有 2 次发作,但均未超过 2 周,月经 27~33 天一行,月经来潮时无不适。

【按语】

治疗月经淋漓,一看年龄,二看脏腑。脾是主导月经的脏器之一,脾不统血,可致月经淋漓。治疗以归脾汤化裁为主。

【解读】

四诊审证:脉细涩稍无力,舌红,苔薄黄。月经淋漓不断 3 个月,其间曾在某三甲医院妇科用过 2 次黄体酮治疗,使用时,月经可止,但一停用,又出血不止。2 年前,曾在某三甲妇产医院行妇科 B 超检查,怀疑多囊卵巢综合征。但之后复查,又未见异常。现月经淋漓,乏力,气短懒言,口干,失眠。审证为:气血不足、阴虚内热。

审证求因:乏力,气短懒言,为气虚;脉细涩无力,为气血不足;失眠,为心血失养;舌红、苔薄黄、口干为阴虚内热;月经淋漓,多种原因均可引起,如脾气不足失于统摄、血热迫血妄行、阴虚内热迫血妄行、血瘀阻于冲任致血不归经等,但结合患者乏力气短、口干、舌红等症,可以推断为脾气虚弱、阴虚内热。

求因明机:患者因月经淋漓 5 个月而来就诊。脾气虚弱,气血生化之源,则乏力、气短懒言、脉细涩无力;气虚失于统摄,则月经淋漓不断;月经淋漓日久又加重气血不足,而成恶性循环;气血虚弱,不能上养心神,则失眠；阴虚生内热，则见口干、舌红、苔薄黄。综合分析，该患者病机为：脾气虚弱→气血不足→气不摄血，血不养心→阴虚内热。脾气虚弱、气血不足为本，月经淋漓为标；气血不足为本，阴虚内热为标。

明机立法：根据所析之病机，其治法以益气养血、健脾养心为主治疗月经淋漓，兼以清热散结治疗多囊卵巢综合征。

立法处方：根据所立之治法，其处方以归脾汤化裁为主。

处方用药：首诊方中，西洋参、生北芪、紫丹参，益气养血，为君药组；炒白术、全当归、龙眼肉，健脾养心、补益气血，云茯神、炒枣仁、大红枣，养心安神，二组药物共为臣药组；生地炭、地榆炭收敛止血，配以少量益母草，使止血不留瘀；山慈菇、夏枯草清热、散结，为孙光荣教授治疗多囊卵巢综合征的对症用药，二组药物共为佐药组；生姜、大枣、生甘草，和胃缓中，调和诸药，为使药组。全方益气养血、健脾养心为主，兼以清热散结，以治疗月经淋漓为主，兼顾治疗多囊卵巢综合征。二诊时，症状缓解，但因年底工作劳累过度而致月经淋漓反复，故效不更方。三诊时，月经淋漓症状消失，故巩固治疗，加以化痰之品，增强治疗多囊卵巢综合征之力。

案6 自然流产后阴道出血淋漓不止

中年女性,自然流产后阴道出血淋漓不止2个月,辨证属气血不足、肾阴阳两虚证,治疗当益气养血止血为主,以孙光荣调经汤为基础方加减。

某女,39岁。

主因"自然流产后阴道出血淋漓不止2个月"于2012年10月26日首诊。

望诊:舌淡,苔薄黄。

闻诊:声低,气短。

问诊:自然流产后2个月来,阴道出血淋漓不止、色暗有块。口干,头痛,失眠,腰冷痛。

切诊:脉细稍数。腰冷痛,喜揉喜按。

西洋参10g	生黄芪10g	紫丹参10g
益母草10g	川红花5g	炮姜7g
熟附子5g	生地炭12g	蔓荆子10g
延胡索10g	西藁本10g	云茯神12g
炒枣仁12g	生甘草5g	

7剂,水煎服,每日1剂,早晚分服。

2012年11月23日 二诊

脉虚细,舌淡,苔少。服前方一周后,月经淋漓、腰痛即已止。现月经正常来潮。仍头痛,失眠。

西洋参12g	生黄芪10g	紫丹参10g
益母草10g	制香附10g	全当归12g
熟附子5g	炮姜5g	制首乌12g
西藁本10g	云茯神12g	炒枣仁12g
延胡索10g	生甘草5g	

7剂,水煎服,每日1剂,早晚分服。

【按语】

胎前宜凉,产后宜温。流产与产后应同等对待。阴道出血不止,则气血难望充足。故治疗以止血为急,待阴道出血止后,再调理头痛失眠等症。

【解读】

四诊审证:脉细稍数,舌淡苔黄。自然流产后2个月来,阴道出血淋漓不止、色暗有块。声低气短,口干,头痛,失眠,腰冷痛、喜揉喜按。审证为:气血不足、肾阴阳两虚。

审证求因:阴道出血淋漓不止,可致气血不足,气虚不能摄血又可加重出血淋漓不止。阴道出血色暗、有块,为血瘀之征;声低气短,为气虚;腰冷痛、喜揉喜按,为肾阳不足;口干为阴虚之征;头痛,为气血不足不能上荣于头;失眠,为血虚不能养心所致。

求因明机:阴道出血淋漓不止日久,而致血虚;血能载气,气随血泄,故致气血两虚;气虚不能摄血又可加重出血淋漓不止,终成恶性循环。气虚不能行血、阳虚而血失温养致血瘀,则阴道出血色暗有块。气虚则声低气短;气血不足,不能上荣于头,则头痛;不能奉养于心,心失所养则失眠;肾阳不足则腰冷痛、喜温喜按,阴虚则口干。综合分析,此患者病机为:阴道出血淋漓→气血不足→阴阳两虚。阴道出血与气血不足互为因果。气血不足为本,出血淋漓为标。

明机立法:根据病机分析,标急则先治其标,确立治法以益气养血止血为先,血止之后,再伺机调理。

立法处方:根据所立之法,处方以孙光荣调经汤化裁。

处方用药:首诊方中,西洋参、生黄芪、丹参益气养阴和血,为君药组,其中丹参量少,使养血不留瘀。益母草配少量川红花,意在活血;炮姜、熟附子、生地炭温阳止血;两组药物共为臣药组。蔓荆子、延胡索、西藁本止头痛,其中延胡索既止头痛,又止腰痛;云茯神、炒枣仁养心安神而治失眠,共为佐药组。生甘草调和诸药,为使药。方中以益气止血、温阳和阴为主,以止阴道出血为急,药证相合,故能7剂而血止。二诊时,出血已止,故去生地炭,而加当归、制首乌等养血之药。

案 7 痛经伴乳腺增生

该患者以痛经、月经量多为主就诊,辨证以气血不足、脾肾阳虚为主,治疗以益气养血、健脾益肾,兼顾养心、散结、止痛而获效。

某女,39 岁。

主因"痛经 13 年"而于 2014 年 2 月 28 日首诊。

望诊:舌淡,苔少。

闻诊:气短声怯。

问诊:13 年来,经来腰痛、腹痛,月经量多,神疲,乏力,怕冷,多梦,胃痛,口不干,劳累后下肢水肿。既往乳腺增生、子宫腺肌症、过敏性鼻炎病史。

切诊:脉细弱。

此为脾肾不足,治疗当健脾补肾为主,兼顾理气和胃、解毒散结,处方:

生晒参 10g	生黄芪 12g	紫丹参 7g
川杜仲 12g	刀豆子 10g	全当归 10g
山慈菇 10g	猫爪草 10g	延胡索 10g
海螵蛸 10g	西砂仁 4g	高良姜 10g
云茯神 12g	炒枣仁 12g	生龙齿 15g
生甘草 5g		

7 剂,水煎服,每日 1 剂,早晚分服。

需禁忌笋、公鸡、鲍鱼、鲤鱼等食物。

2014 年 5 月 10 日 二诊

脉弦细少力,舌略红苔少,服药 2 个月后,月经量已正常,痛经消失。但仍有怕冷,现在睡觉还需开电热毯取暖,胃冷,白带增多,失眠。

2013 年 12 月 12 日北京某三甲医院妇科彩超显示:慢性宫颈炎及宫颈内膜炎伴鳞化,宫颈内膜息肉。

(1) 口服方:

生晒参 10g	生黄芪 10g	紫丹参 10g
川杜仲 12g	刀豆子 10g	全当归 10g
山慈菇 10g	猫爪草 10g	延胡索 10g

海螵蛸 10g	西砂仁 4g	高良姜 10g
云茯神 12g	炒枣仁 10g	生龙齿 15g
辛夷花 6g	白鲜皮 10g	生甘草 5g

7剂,水煎服,每日1剂,早晚分服。

(2)坐浴方:

蛇床子 10g	炙百部 10g	蛇舌草 12g
白鲜皮 12g	地肤子 12g	蒲公英 15g
生薏米 15g	芡实仁 15g	煅龙骨 15g
煅牡蛎 15g	生甘草 5g	

7剂,水煎坐浴,每日1剂,早晚各一次,每次坐浴15分钟。

【按语】

患者以痛经、月经量多为主就诊,辨证以气血不足、脾肾阳虚为主,因此治疗只需针对病机使用相应三联药物即可。需指出,此症一开始不要单纯用止血药,一味单纯止血,若止血留瘀,反致后患无穷。

【解读】

四诊审证:脉细弱,舌淡,苔少。13年来,月经量多,经来腰痛、腹痛,神疲,乏力,失眠多梦,胃痛、胃脘怕凉,口不干,劳累后下肢水肿。审证为:气血不足、脾肾阳虚。

审证求因:神疲、乏力、脉细弱,为气血不足证;月经量多,可因气虚不能摄血,或血热迫血妄行所致,结合该患者伴神疲、乏力、舌脉等象,可以判断为气虚所致;胃脘怕凉、胃痛、经来腹痛,为脾胃阳虚所致;劳累后下肢水肿,为脾肾不足,水湿不化所致;失眠多梦为心血失养所致;经来腰痛,结合口不干、舌淡、苔少等,判断为肾阳不足所致。

求因明机:患者气血不足,故可见神疲、乏力;气虚不能摄血、脾虚失于统摄,则月经量多;月经量多日久,又加重气血不足;脾肾阳虚,失于温养,则经来腰痛、腹痛,白带量多,胃痛、胃脘怕凉;阳虚水液代谢失常,况劳累后加重气虚、阳虚,则劳累后下肢水肿;血不养心,心神失养,则失眠多梦。脉细弱、舌淡、苔少,皆为气血不足、脾肾阳虚之征。综合分析,此患者病机为:气血不足→脾肾阳虚→血失统摄→血不养心。气血不足、脾肾阳虚为本,痛经、月经量多为标。

明机立法:根据所析之病机,确定治法以益气养血、健脾益肾为主,兼顾理气和胃、解毒散结。

立法处方:根据所立治法,处方药物组成以益气养血、健脾益肾药物为主。

处方用药:首诊方中,生晒参、生黄芪、紫丹参益气和血,为君药组。川杜仲、刀豆子、全当归补肾养血,海螵蛸、西砂仁、高良姜健脾温胃,二组共为臣药组。云茯神、炒枣仁、生龙齿养心安神,针对失眠多梦而设;山慈菇、猫爪草、延胡索解毒散结止痛,山慈菇、猫爪草解毒散结,针对乳腺增生、子宫腺肌症而加,延胡索止痛,治疗痛经、胃痛;二组药物共为佐药组。生甘草健脾和胃、调和诸药,为使药。全方以益气养血、健脾益肾为主,兼顾养心、散结、止痛,故能服药1个月余而痛经、月经量多消失。二诊时,效不更方,口服方中加入辛夷花、白鲜皮是为过敏性鼻炎而设;因有白带量多,故加孙氏清带汤坐浴,配合口服药物治疗,内外合治,以期取效迅捷。

案8　习惯性流产并先兆流产

患者既往习惯性流产,妊娠2个月出现先兆流产,为气血两虚兼见血热之证,治当益气补血,凉血安胎,以泰山磐石饮为基础方化裁治之,2周而使漏止胎固。临产服用"助产三仙饮",顺产一子。

某女,36岁。

主因"妊娠2个月阴道淋漓出血"于2009年2月15日初诊。

望诊:舌绛,苔少。消瘦。

闻诊:气短少言。

问诊:妊娠已2个月,阴道时有淋漓之血。伴倦怠,纳呆,二便调。既往习惯性流产病史,已孕三流三。且平素月经屡屡提前,色黑,有块。

切诊:脉虚细且滑。

此为习惯性流产并先兆流产者,乃气血两虚兼见血热之证,法当益气补血,凉血安胎,援泰山磐石饮之意治之。处方:

西洋参 15g	生黄芪 20g	紫丹参 3g
当归身 12g	大熟地 20g	川续断 15g
正川芎 3g	酒白芍 15g	炒白术 15g
西砂仁 2g	淡黄芩 5g	鸡内金 6g
炒谷芽 15g	炒麦芽 15g	炙甘草 5g

糯米一撮为引。

7剂,每日1剂,水煎,分2次服。

上方共服14剂,漏止神清,眠食两安。

另备"助产三仙饮":龙眼肉、大红枣、鸡蛋1枚,在预产期前一周,置入瓷碗中,不加水,以宣纸覆盖,以牙签刺孔多个,每天早晨放饭上蒸一次。临产,将上物放锅内,加水,煮沸,加红砂糖适量,服蛋及汤。

妊娠足月,临产服用"助产三仙饮"1剂,顺产一子,母子平安。

【按语】

习惯性流产是当代女性常见病症,病情有轻重,有远近,病因多样。《景岳全书·妇人规》称:"由禀赋者,多以虚弱;由人事者,多以损伤……若其年力已衰,产育已多,欲其再振且固,自所难能。凡见此者,但得保其母气,则为善矣。"足见此病治疗之难度。泰山磐石散(人参、炙黄芪、当归、川续断、黄芩、熟地黄、川芎、酒炒白芍、白术、炙甘草、砂仁、糯米,泉水煎服)是治疗滑胎之有效古方,用治屡有堕胎者,故本医案用之化裁。再以方便快捷之自拟经验方"助产三仙饮"临产用之,实为安胎保产求全之治也。

【解读】

四诊审证:脉虚细且滑,舌绛,苔少。已孕三流三,现妊娠已2个月,阴道时有淋漓之血。少言气短、消瘦、倦怠、纳呆。既往月经屡屡提前,色黑,有块。审证为:肝脾肾不足、气血两虚、血热。

审证求因:习惯性流产,孕三流三,胎元不固,为肝脾肾不足所致;妊娠2个月而阴道淋漓出血、少言气短、脉虚细、消瘦、倦怠、纳呆,为气血不足、气不摄血;舌绛、苔少为血热之故。

求因明机:患者素肝脾肾不足,致使发生习惯性流产、妊娠2个月之先兆流产。习惯性流产又可加重脏腑亏虚,互为影响,形成恶性循环。脾气虚弱,化源不足、气血两虚,又可使运化失职、不能统血,故可见阴道淋漓出血、少言气短、消瘦、倦怠、纳呆。脉滑为已孕之征,脉虚细为气血不足之征,舌绛、苔少,为血热之象。综而观之,其病机为:肝脾肾不足→气血两虚、胎元不固→习惯性流产、先兆流产。肝脾肾不足、气血两虚为其本,习惯性流产、先兆流产为其标。

明机立法:根据病机,确立治法为益气补血,凉血安胎。

立法处方:依据所立之治法,处方以泰山磐石散化裁。

处方用药:西洋参、生黄芪、当归身、大熟地益气补血,为君药组。淡黄芩、酒白芍、川续断养阴凉血止漏,急治其标,为臣药组。炒白术、鸡内金、炒谷芽、炒麦芽、西砂仁健脾养肝,缓治其本,少量紫丹参、正川芎理气活血而防瘀阻,二组共为佐药组。炙甘草、糯米养胃和中,为使药组。诸药合用,益气养血而清血热、固胎元,故能服药14剂,而使漏止胎固。临产服用"助产三仙饮",养血助产,为安胎保产求全之治。

案9 不孕症（断绪）

年逾四旬，8年前生育一子，近三年来，未避孕而未受孕，辨证属肾精亏虚、气血不足，治疗宗益气养血、益肾填精法组方，并服用孙光荣促孕方化裁，顺利怀孕并顺产一女。

某女，42岁。

因"未避孕而未受孕3年"于2012年11月16日就诊。

望诊：舌淡红，瘦小、有齿痕，苔薄白。面色少华。

闻诊：言清语利，无气短。

问诊：8年前生育一子。近三年来，欲生二胎，但未避孕而未受孕，先后在多家三甲医院妇产科求医，均未能怀孕。因高龄，故已不抱怀孕希望。现纳可，眠安，易腰酸，二便调，无口干口苦。月经正常，情绪温和。末次月经为2012年10月22日至27日。

切诊：脉沉细。

此为断绪，辨证属肾精亏虚、气血不足，治当益气养血、益肾填精，处方：

生晒参12g	生黄芪10g	紫丹参10g
全当归12g	阿胶珠10g	杭白芍10g
金樱子10g	覆盆子10g	紫河车10g
上肉桂1g	生甘草5g	

7剂，水煎服，每日1剂，早晚分服。

另备孙光荣促孕方：丹参30g，鸡内金30g，分别研粉备用。于月经停止后第2天，每晚以淡盐水送服二药各3g，连服7天，服药期间不得同房。自第8天，停止服药，必须同房，连用一周。此月若受孕，则余药停服。如未受孕，下月仍照此法服用。

随访：服药后次月即怀孕。2013年10月，顺产1女婴，母女平安。

【按语】

此患者年逾四旬，断绪3年，肾精不足、气血亏虚。高龄是受孕的不利因素，幸月经正常。治疗以补气养血、益肾填精为主组方，同时服用孙光荣促孕方，促其受孕。该促孕方，用于不孕症，有一定疗效，但机制目前尚不清楚。

【解读】

四诊审证：脉沉细,舌淡红,瘦小、有齿痕,苔薄白。8年前生育一子,近三年来,欲生二胎,但未避孕而未受孕。现面色少华,纳可,眠安,易腰酸,二便调,无口干口苦。月经正常,情绪温和。审证为:肾精亏虚、气血不足。

审证求因：面色少华,为气血不足之象;腰酸,为肾虚之症;不孕,除生殖器官畸形或输卵管堵塞等原因外,血瘀、痰湿、肝郁、湿热、肾虚等因素皆可导致,患者无口干口苦、苔薄白、情绪温和,基本可除外湿热、痰湿、肝郁等原因,结合患者年龄已逾四旬、腰酸、脉沉细、舌体瘦小、苔薄白,无畏寒肢冷,可判定为肾精亏虚。

求因明机：患者年余四旬,三阳脉衰,气血不足,则面色无华;肾精亏虚,冲任虚衰,不能摄精成孕,而致不孕;腰为肾之府,肾主骨生髓,肾精不足则易腰酸。脉沉细,舌淡红,瘦小、有齿痕,苔薄白,皆为肾精亏虚、气血不足之征。综合分析,其病机为:气血不足、肾精亏虚→冲任虚衰→不能受孕。气血不足、肾精亏虚为其本,不孕为其标。

明机立法：根据所析之病机,确立治法为益气养血、补肾填精。

立法处方：依据所立之治法,自拟组方。

处方用药：生晒参、生黄芪、紫丹参益气和血,为君药组。全当归、阿胶珠、杭白芍滋阴养血、补而不腻;紫河车补气血、益肾精,金樱子、覆盆子补肾固精,温而不燥,共为臣药组;上肉桂矫正紫河车之腥味,生甘草健脾和中,调和诸药,共为佐使之用。纵观全方,补气养血,益肾填精,滋而不腻,温而不燥,恰合患者之病机。同时,在月经停止后,服用孙光荣促孕方以促孕。两方合用,患者顺利受孕。

案 10 白带增多伴胃痛

本病案白带增多 1 年,伴胃痛,为脾胃虚寒、湿邪下注而致,以健脾温胃、利湿止带为治,予孙光荣健脾和胃方化裁内服、孙氏清带汤坐浴,内外合治而取效。

某女,41 岁。

主因"白带增多 1 年余"于 2012 年 5 月 16 日首诊。

望诊:面色萎黄。舌淡有齿痕,苔少。

闻诊:白带无腥味。

问诊:白带量多,清稀如水样,无腥味,白带中无血丝,外阴无瘙痒。纳呆,失眠。胃脘隐痛,喜温。小便灼热而无力,尿急而余沥不尽。既往糜烂性胃炎、十二指肠炎病史 2 年。

切诊:脉细而虚。胃脘部喜揉按,揉按后胃痛可减轻。

此为脾胃虚寒、湿邪下注而致白带增多,治疗当以健脾温胃、利湿止带为主。内服方以自拟健脾和胃方化裁,外治方以孙氏清带汤加减坐浴。处方:

(1) 内服方:

太子参 15g	生北芪 10g	紫丹参 7g
乌贼骨 15g	西砂仁 4g	广橘络 7g
荜澄茄 4g	姜半夏 7g	蒲公英 15g
鸡内金 6g	百部根 10g	延胡索 10g
云茯神 12g	炒枣仁 12g	车前仁 10g

7 剂,水煎服,每日 1 剂,早晚各一次。

(2) 坐浴方:

蛇床子 15g	百部根 15g	蛇舌草 10g
蒲公英 10g	金银花 10g	鱼腥草 10g
干苦参 10g	土茯苓 12g	地肤子 12g
白鲜皮 12g	绵萆薢 12g	紫苏叶 12g
芡实仁 15g	生薏米 15g	煅龙骨 15g
煅牡蛎 15g		

7剂,水煎坐浴,每日1剂,早晚各1次,每次坐浴15分钟。

上方内服、外用各7剂后,白带增多及小便灼热感均消失,胃痛明显缓解。由于白带基本消失,嘱停用坐浴药,以内服药专治胃痛。

【按语】

此患者以白带增多1年为主诉,伴有胃脘不适症状,分析其病机以脾胃虚寒,气血不足,水湿不化,下注任带为主,故治疗当以健脾温胃、利湿止带为法。处方以自拟之健脾和胃方加减内服,功以益气活血、健脾和胃、化湿止带为主;外治以孙氏清带汤坐浴,旨在直接针对白带治疗。针对病因病机,内外合治,故能取效迅捷。

【解读】

四诊审证:脉细而虚,舌淡有齿痕,苔少。白带量多,清稀如水样,无腥味,白带中无血丝。伴见面色萎黄,纳呆,失眠,胃脘隐痛,喜温喜按,小便灼热而无力,尿急而余沥不尽。审证为气血不足、湿证、寒证、热证。

审证求因:舌淡有齿痕、纳呆,提示病位在脾胃,为脾胃虚弱所致;胃脘隐痛、喜温喜按,为中焦虚寒所致;面色萎黄、脉细而虚为气血不足之象;失眠,因之于气血不足、血不养心;白带量多,清稀如水样,无腥味,此为湿邪下注任带,带脉失约而致;白带中无血丝,可大致除外妇科肿瘤;小便灼热而无力,尿急而余沥不尽,为湿邪下注膀胱、郁而化热所致。

求因明机:此患者以白带增多为主症。脾胃虚弱,故见纳呆;脾胃虚弱,使气血生化乏源;气血不足,不能上荣于面,则面色萎黄;不能养心,心血不足,心失所养,则失眠。中焦虚寒,致使胃失温养,发生胃痛。脾气不足,运化失职,湿浊停聚,流注下焦,伤及任带,任脉不固,带脉失约,故白带量多,清稀如水样;脾虚湿盛,湿郁化热,下注膀胱,则小便灼热、尿急,小便余沥不尽而无力。脉细而虚,舌淡有齿痕,苔少,均为脾胃虚弱、气血不足之征。综而观之,其病机为:脾胃虚弱、中焦虚寒→胃气失和→湿邪下注→带脉失约。其中,脾胃虚弱为本,湿邪下注为标。

明机立法:根据病机,确立其治法以健脾温胃、利湿止带为主。

立法处方:根据所立之治法,结合患者临床表现,处方以内服、外治合用,内服方以孙光荣教授自拟之健脾和胃方加减;外治以孙氏清带汤坐浴治疗。

处方用药：内服方中，太子参、生北芪、紫丹参健脾益气活血，为君药组。乌贼骨、西砂仁、广橘络、荜澄茄温胃理气和胃，为臣药组。姜半夏、鸡内金、延胡索和胃止痛，为佐药组。蒲公英、百部根、车前仁清利下焦湿热，一可利湿止带，针对白带增多治疗，二可针对尿急、小便灼热治疗，三是使用蒲公英可针对胃炎。孙光荣教授谓蒲公英是治疗胃炎的常用药、专药。云茯神、炒枣仁养心安神，针对失眠而设，二组共为使药组。全方针对带下、胃痛、失眠、小便灼热共同的病机而设。服用内服方的同时，配合坐浴药——孙氏清带汤加减坐浴，治疗白带增多，孙氏清带汤清热解毒、利湿敛带，治疗带下病确有良效。坐浴方中，在孙氏清带汤基础上，加用了鱼腥草、土茯苓、苦参以增强清热解毒之力，加用萆薢增强分清泌浊之功。口服配合坐浴药，功能健脾温胃、利湿敛带，故能服用一周使白带增多、小便灼热症状消失，胃痛得以明显缓解。

孙光荣健脾和胃方是孙光荣教授自拟治疗胃部疾患的基础方剂。全方以生晒参、生黄芪、紫丹参、乌贼骨、西砂仁、真降香为基础用药，功效理气和胃健脾，适用于各种胃部疾患，辨证属脾胃气滞者。

案 11 白带增多伴小便灼热

本病案白带增多、阴道灼热瘙痒伴小便灼热,抗生素久治无效,为湿热蕴结下焦所致,治法以清热解毒,利湿止带为主,予孙光荣分清泌浊饮为基本方加减内服、孙氏清带汤坐浴,内外合治而取效。

某女,41 岁。

主因"白带增多伴阴道灼热、瘙痒近半年"于 2012 年 7 月 9 日首诊。

望诊:舌尖红,苔黄厚腻。形体偏胖。

闻诊:白带腥臭味。

问诊:2011 年年初,患者因反复发作性泌尿系感染,在多家三甲、二级医院经"多种消炎药"(具体药物不详)间断治疗 1 年余。2012 年年初,出现阴道瘙痒,并逐渐加重,豆腐渣样白带逐渐增多。在某医院诊断为"阴道炎",继续给以抗生素(具体药物不详)治疗,但未见好转。其间,患者因瘙痒难耐,自行以清水冲洗阴道,无效。患者痛苦不堪,改求中医治疗。就诊时见:自诉白带呈豆腐渣样,阴道灼热瘙痒。伴见神疲乏力,急躁易怒,口苦咽干,大便稍干,小便灼热。既往史:泌尿系感染反复发作多年;高血压病近 10 年,血压控制良好。平素性情急躁。

切诊:脉沉数。

此为湿热蕴结下焦所致白带增多,治法当清热解毒,利湿止带为主。内服方以孙光荣分清泌浊饮为基本方加减,坐浴方以孙氏清带汤化裁坐浴。处方:

(1) 口服方:

太子参 15g	生北芪 7g	紫丹参 7g
北柴胡 12g	淡黄芩 12g	大生地 10g
扁蓄草 15g	蒲公英 15g	白茅根 12g
金银花 12g	车前子 10g	小蓟草 12g
川牛膝 10g	火麻仁 10g	生薏米 15g

7 剂,水煎服,每日 1 剂,早晚各一次。

(2) 坐浴方:

| 蛇床子 15g | 百部根 12g | 蛇舌草 15g |

白鲜皮 12g	地肤子 12g	蒲公英 15g
煅龙骨 12g	煅牡蛎 12g	金银花 12g
川萆薢 12g	生薏米 15g	芡实仁 12g
紫苏叶 10g	干苦参 12g	川黄柏 12g

7剂,水煎坐浴,每日1剂,早晚各1次,每次坐浴15分钟。

用药7天后,白带量明显减少,阴道灼热感消失,但仍轻微瘙痒。效不更方,内服、外用药均同前。

再用7剂后,白带消失,阴道瘙痒消失。嘱患者合理护理,平缓情绪。经随访半年,未再发作。

【按语】

此患者形体肥胖,湿热体质明显,加之以药邪所伤、护理不当,使病症缠绵反复,综观脉证,湿热下注之证明矣,故治疗当以清利湿热为主,内服、坐浴合而治之,起效迅捷。

【解读】

四诊审证:脉沉数,舌尖红,苔黄厚腻。形体偏胖,自诉白带呈豆腐渣样,有腥臭味,阴道灼热瘙痒。伴见神疲乏力,急躁易怒,口苦咽干,大便稍干,小便灼热。审证为:气虚证、湿热证、气郁证。

审证求因:白带呈豆腐渣样,有腥臭味,阴道灼热瘙痒,为湿热流注于下,损伤任、带二脉所致;神疲乏力,为气虚之象;急躁易怒,口苦咽干,提示肝郁化火、湿热熏蒸;大便稍干为热邪伤津;小便灼热,为湿热下注膀胱。脉沉数,舌尖红,苔黄厚腻,均提示有湿热为患。

求因明机:此患者以白带增多、外阴灼热瘙痒为主症就诊。患者形体肥胖,且有反复泌尿系感染病史,体内本有湿热,再加之为抗生素使用不当、阴部护理不当等诱因,而使"外阴阴道假丝酵母菌病"的病症反复发作,且逐渐加重。患者平素急躁,情志不畅,肝郁化火,则急躁易怒,口苦咽干;湿热互结,流注下焦,膀胱气化不利,则小便灼热;湿热损及任带,带脉失约,则白带增多,呈豆腐渣样,有腥臭味,阴道灼热瘙痒;湿热困阻,兼以日久耗气,则神疲乏力。脉沉数,舌尖红,苔黄厚腻,均提示有湿热为患。综合分析其病机,主要为肝胆湿热→湿热下注任带→带脉失约。湿热为本,白带增多为标。

明机立法：根据病机，确定以清利肝胆湿热、利湿止带为主要治法。

立法处方：根据所立之法，内服方以孙光荣分清泌浊饮和小柴胡汤为基本方加减，坐浴方以孙氏清带汤化裁坐浴。

处方用药：内服方中北柴胡、淡黄芩、大生地清肝利胆，为君药组；其中，生地黄既可清热，又可养阴，以防肝阴受劫。扁蓄草、蒲公英、白茅根、金银花清热解毒兼以利湿，车前子、小蓟草、川牛膝、生薏米利湿为主，兼以清热，共为臣药组；太子参、生北芪、紫丹参益气活血，火麻仁润肠通便，共为佐使之药。诸药合用，清理中、下焦之湿热。同时，配以坐浴方，清热解毒、利湿敛带。坐浴方在孙氏清带汤的基础上增入苦参、黄柏、草薢，加大了清热解毒利湿之力。内外合用，药证相符，故患者不适诸症得以迅速缓解，二诊、三诊均效不更方，以巩固疗效。

孙光荣分清泌浊饮：为孙光荣教授自拟经验方，全方益气活血、利湿清热，由三组"三联药组"组成，即：西党参、生黄芪、紫丹参；川草薢、车前仁、蒲公英；生薏米、芡实仁、生甘草。

案 12　白带增多夹有血丝

本病案白带增多半年余,夹有少量血丝,伴外阴灼热,为气血失调、湿热下注所致,治疗以益气养血、清利湿热,内外合治而取效。

某女,33 岁。

主因"白带增多约半年"于 2011 年 9 月 2 日首诊。

望诊:舌淡红,边尖有齿痕,苔少。白带中夹有少量血丝。面色晦暗,面部多褐色斑点。

闻诊:白带有轻微腥味。

问诊:近半年来,白带增多黏稠,外阴灼热感,无瘙痒。已在某三级医院排除妇科肿瘤,宫内无节育器。伴有易疲劳,睡眠浅,每次月经来潮之前胸部略有胀痛。

切诊:脉弦缓。

此为气血失调、湿热下注所致之白带增多,治疗当以益气养血、清利湿热为主。处方:

(1) 口服方:

西洋参 12g	生黄芪 12g	紫丹参 15g
山慈菇 10g	川萆薢 10g	车前子 10g
地榆炭 10g	生地炭 10g	阿胶珠 10g
云茯神 15g	炒枣仁 15g	合欢皮 10g
大红枣 10g	桑螵蛸 10g	生甘草 5g

7 剂,水煎服,早晚分服,每日 1 剂。

(2) 坐浴方:

蛇床子 10g	蛇舌草 15g	蒲公英 12g
白鲜皮 10g	半枝莲 15g	鱼腥草 15g
生薏米 15g	煅龙骨 15g	煅牡蛎 15g
蒲黄炭 15g	白茅根 15g	紫苏叶 15g
生甘草 5g		

7 剂,水煎坐浴,每日 1 剂,早晚各 1 次,每次坐浴 15 分钟。

2011 年 10 月 28 日　二诊

上次处方使用近 50 剂,月经期间停用坐浴药。刻下见:脉细稍涩,舌红,苔少。白带增多夹有血丝之征已基本消失,疲劳感明显好转,面色晦暗已转为面色红润,面部褐色斑点已基本消失。自感腰骶部稍有酸胀。停用坐浴药,专以内服药治疗。处方:

西洋参 12g	生黄芪 12g	紫丹参 5g
云茯神 12g	炒枣仁 12g	合欢皮 10g
山慈菇 10g	车前子 10g	川草薢 10g
生地炭 10g	蒲公英 10g	桑螵蛸 10g
阿胶珠 10g	大红枣 10g	生甘草 5g

14 剂,水煎服,每日 1 剂,早晚分服。

【按语】

此患者以白带增多,夹有少量血丝为主症,并已除外肿瘤,分析其病机以气血失调、湿热下注为主,故治疗当益气养血、清利湿热。以"子母方"治之。方证相合,守方必效。

【解读】

四诊审证:脉弦缓,舌淡红,边尖有齿痕,苔少。近半年来,白带增多,轻微腥味,夹有少量血丝,外阴灼热感,无瘙痒。已在某三级医院排除妇科肿瘤,宫内无节育器。面色晦暗,面部多褐色斑点,易疲劳,睡眠浅,每次月经来潮之前胸部略有胀痛。审证为:气血不足、血瘀、湿热。

审证求因:疲劳、舌淡红、边尖有齿痕、苔少为气血不足;睡眠浅为气血不足不能养心。白带增多,为湿邪偏盛;夹有血丝,为热邪灼伤血络、气虚不能摄血所致,结合相关检查,除外肿瘤所致。面色晦暗、褐色斑点多见,为血瘀之故。经前有胸部略胀痛,为气郁所致。

求因明机:气血不足则易疲劳,舌淡红、边尖有齿痕、苔少,脉弦缓。血虚不能养心则睡眠浅;血瘀则脉络瘀阻,故见面色晦暗、多褐色斑点;脾虚生湿,日久化热,湿热下注,任带受损,故白带增多,外阴灼热;热邪灼伤脉络,兼之气虚不能摄血,血溢脉外,则白带中夹有血丝。脉弦缓、舌淡红、边尖有齿痕、苔少为气血失调、湿邪下注之象。综合分析其病机,主要为心脾两虚,气血不足→脾虚湿盛,湿郁化热→湿热下注任带→带脉失约。气血不足为本,湿热下注为标。

明机立法:根据病机,确定以益气养血、清利湿热为主要治法,兼顾养血止血。

立法处方:根据所立治法,内服方自拟组方;坐浴方以孙氏清带汤化裁坐浴。

处方用药:口服方中西洋参、生黄芪、紫丹参益气活血凉血,为君药组。山慈菇、川草薢、车前子清热利湿解毒,针对白带增多而设;地榆炭、生地炭、阿胶珠止血养血,阿胶珠配伍生甘草又增强止血之功,针对白带中夹有之血丝而设,二者共为臣药组;云茯神、炒枣仁、合欢皮养心安神解郁,共为佐药组;桑螵蛸收涩止带,大红枣补中益气、养血安神,生甘草补脾益气,清热解毒,调和诸药,共为使药组。全方共奏益气活血、清利湿热、养血止血之功。坐浴方中,以半枝莲、鱼腥草易金银花,增强清热解毒之功;对症增入蒲黄炭、白茅根以清热凉血止血。针对此患者病机、症状,孙光荣教授以内服、坐浴"子母方"治之,患者坚持守方,故取得良好疗效。二诊时,白带增多已基本消失,故去掉坐浴药,专以内服方调治,因瘀血之征已明显减轻,故减轻丹参用量;白带夹有血丝基本已止,故减少止血之药,去地榆炭,加入蒲公英增加清热之功。

案 13 带 下 绿 色

本病案为绿色带下量多一年半,伴月经不调,为气虚血瘀、土虚木乘、湿邪下注而致,以益气活血、健脾利湿之法治之而获效。

某女,32 岁。

主因"带下量多呈绿色一年半"于 2014 年 12 月 5 日首诊。

望诊:舌淡,苔少。带下呈绿色。

闻诊:带下有腥味。

问诊:带下量多,伴外阴瘙痒明显,经前加重。月经经期先后不定,有少量血块。胃脘胀痛。既往有皮下多发脂肪瘤病史。

切诊:脉弦小。

此为气虚血瘀,土虚木乘,湿邪下注而致带下、月经失调之症,治疗当经带同调,以益气活血、健脾利湿之法为主,内外合方治之。内服以孙光荣调经汤加减,外治以孙氏清带汤化裁坐浴。

(1)口服方:

生晒参 10g	生黄芪 10g	紫丹参 10g
益母草 10g	制香附 10g	月季花 10g
全当归 12g	川萆薢 10g	生薏米 15g
延胡索 10g	海螵蛸 10g	西砂仁 4g

14 剂,水煎服,每日 1 剂,早晚分服。

(2)坐浴方:

蛇床子 10g	蛇舌草 12g	炙百部 10g
生薏米 15g	芡实仁 15g	蒲公英 15g
鱼腥草 12g	紫苏叶 6g	白鲜皮 10g
地肤子 12g	煅龙骨 15g	煅牡蛎 15g
木槿皮 7g	生甘草 5g	山慈菇 10g

14 剂,水煎坐浴,每日 1 剂,每次坐浴 15 分钟。

2014 年 12 月 19 日 二诊

脉弦小,舌淡,苔少。上方使用 14 剂,绿带量明显减少,腥味减轻,外阴瘙痒已消失。胃脘胀痛减轻。

（1）口服方：

生晒参 10g	生黄芪 10g	紫丹参 10g
益母草 10g	制香附 10g	月季花 10g
全当归 12g	川萆薢 10g	生薏米 15g
延胡索 10g	海螵蛸 10g	西砂仁 4g

7剂，水煎服，每日1剂，早晚分服。

（2）坐浴方：

蛇床子 10g	蛇舌草 12g	生薏米 15g
芡实仁 15g	蒲公英 15g	半枝莲 12g
紫苏叶 6g	白鲜皮 10g	地肤子 12g
煅龙骨 15g	煅牡蛎 15g	藿香叶 10g
生甘草 5g	白头翁 10g	

7剂，水煎坐浴，每日1剂，每次坐浴15分钟。

上方使用2周，绿带基本消失。月经尚未来潮，此后改方专以调经为主。

【按语】

带下绿色，多归属于"青带"。《傅青主女科》谓："妇人有带下而色青者，甚则绿如绿豆汁，稠粘不断，其气腥臭，所谓青带也"，认为病机为"湿热留于肝经"。《诸病源候论·妇人杂病诸候·带下青候》认为青带是"肝脏虚损"所致。近贤朱小南认为本症也由脾虚湿热，下注带脉所致。此患者以带下量多呈绿色日久，伴有月经不调而来就诊，是"经带同病"，其病机为肝脾不调，气虚血瘀，湿邪下注，治疗当经带同调，内服、外治并用，以获良效。

【解读】

四诊审证：脉弦小，舌淡，苔少。带下量多呈绿色，伴有腥味，外阴瘙痒明显，经前瘙痒加重。月经经期先后不定，有少量血块。胃脘胀痛。既往有皮下多发脂肪瘤病史。审证为：木旺土虚，气虚证、湿证、血瘀证。

审证求因：患者青年女性，带下呈绿色，脉弦、月经先后不定期为木旺，木旺乘土，气机阻滞，则胃脘胀痛；脉小为气虚；月经多血块，为血瘀；带下量多、腥味，为湿邪下注任带，带脉失约所致。

求因明机：土虚木乘，则见脉弦、月经先后不定期、胃脘胀痛；脾胃虚弱，日久气虚，气虚无力推动血行则血瘀，气虚血瘀，故脉小，月经多血块。木旺土虚，肝脾失调，日久生湿，湿邪下注，任带损伤，则带下量多、色绿；带下流出后刺激外阴皮肤，则外阴瘙痒明显。综而观之，其病机为土虚木旺→气虚血瘀→湿邪下注→任带受损，带脉失约。土虚木乘为本，湿邪下注为标。

明机立法：根据病机，治法当为调和肝脾、益气活血、利湿止带。

立法处方：依据所立之法，以内外合方治之，内服以孙光荣调经汤加减，外治以孙氏清带汤化裁坐浴。

处方用药：内服方中，生晒参、生黄芪、紫丹参益气活血，为君药组；益母草、制香附、月季花、全当归理气解郁、活血调经，川草薢、生薏米健脾利湿止带，共为臣药组；海螵蛸、西砂仁、延胡索理气和胃止痛，为佐使之用。同时，以孙氏清带汤坐浴治疗，解毒利湿敛带，方中增加鱼腥草、山慈菇、木槿皮以加大解毒之力，且鱼腥草有去带下之腥味，木槿皮有杀虫止痒之功效。内外合治，经带同调，而以治疗带下为主，故用药2周而带下量明显减少，腥味减轻，外阴瘙痒已消失。二诊时，内服药物守方服用，仅对坐浴药物略事增减，去杀虫止痒之炙百部、木槿皮，加入半枝莲、白头翁、藿香等以增强清热解毒化湿之功。药症相合，故用药1个月而绿带基本消失。

案 14 脏 躁 病

此患者脏躁病,以失眠为主诉就诊,辨证为阴虚内热、心神失养,故治疗以养心安神为主,滋阴清热佐之,处方以孙光荣安神定志汤化裁而获效。

某女,47 岁。

主因"失眠 1 年"于 2012 年 11 月 23 日就诊。

望诊:舌淡,苔少。

闻诊:言语正常。

问诊:失眠,入睡困难。烦躁,午夜尤为明显。手足汗出,五心烦热,口干引饮,牙龈肿痛,视物重影。经、带正常。既往风心病,曾行瓣膜置换术,小腿微肿。

切诊:脉细数。

此为脏躁病,辨证属阴虚内热、心神失养,以孙光荣安神定志汤化裁,处方:

西洋参 12g	生黄芪 10g	紫丹参 10g
大红枣 12g	浮小麦 15g	生甘草 5g
云茯神 15g	炒枣仁 15g	川郁金 10g
银柴胡 10g	地骨皮 10g	制鳖甲 15g
连翘壳 6g	车前子 10g	茯苓皮 10g
阿胶珠 10g		

7 剂,水煎服,每日 1 剂,早晚分服。

2012 年 11 月 30 日　二诊

脉细,舌淡,苔薄黄。服前方后手足汗出、午夜烦躁、五心烦热消失,失眠减轻。昨日饮水少出现口干、咽干。前方略事调整如下:

西洋参 12g	生黄芪 10g	紫丹参 10g
生甘草 5g	大红枣 12g	浮小麦 15g
云茯神 15g	炒枣仁 15g	川郁金 10g
银柴胡 10g	地骨皮 10g	制鳖甲 15g
枸杞子 12g	麦门冬 10g	阿胶珠 10g
车前子 10g	冬瓜子 10g	

7剂,水煎服,每日1剂,早晚分服。

2012年12月28日　三诊

脉细稍滑,舌红,苔微黄。脏躁症,服前方后已明显好转。现口干,鼻塞,腹胀。肝肾囊肿,风心病史。

西洋参 12g	生黄芪 10g	紫丹参 10g
银柴胡 10g	地骨皮 10g	制鳖甲 15g
川郁金 10g	大红枣 10g	浮小麦 15g
云茯神 12g	炒枣仁 12g	辛夷花 10g
山慈菇 10g	菝葜根 10g	阿胶珠 10g
大腹皮 10g	车前子 10g	生甘草 5g

7剂,水煎服,每日1剂,早晚分服。

【按语】

失眠原因众多,需仔细辨识。此患者为脏躁病所致失眠,以阴虚内热、心神失养为主,故治疗以养心安神为主,滋阴清热佐之。

【解读】

四诊审证:脉细数,舌淡,苔少。失眠,无睡意。烦躁,午夜尤为明显。手足汗出,五心烦热,口干引饮,牙龈肿痛,视物重影。审证为心肝阴虚、虚热扰神。

审证求因:手足汗出、五心烦热为阴虚内热;失眠、烦躁为心阴不足、虚热扰心;口干引饮为阴虚所致;牙龈肿痛为虚热上攻;视物重影为肝肾不足、目失所养。脉细数、舌淡苔少,为阴虚内热之象,可除外痰火、瘀血所致之失眠。

求因明机:患者47岁,已近七七之年。心阴不足,虚热扰心,心神失养,故见失眠烦躁,手足汗出,五心烦热等脏躁之症;肝开窍于目,肝肾不足,目失所养,则视物重影。阴虚则口干,虚热上攻则牙龈肿痛。综合分析,此病机为:心肝阴虚→阴虚内热→虚热扰心→失眠烦躁。心肝阴虚为本,虚热扰心为标。

明机立法:根据所析之病机,治法以养心安神、滋阴清热为主。

立法处方:依据所立之治法,处方以孙光荣安神定志汤为主加减。

处方用药：首诊方中，西洋参、生黄芪、紫丹参养阴益气活血，为君药组。生甘草、浮小麦、大红枣养心柔肝，云茯神、炒枣仁、川郁金安神开郁，二组共为臣药组。银柴胡、地骨皮、制鳖甲滋阴清热，用于五心烦热、手足心热；连翘壳清心热，阿胶珠养心血，共为佐药组。车前子、茯苓皮利湿消肿，为风心病致小腿微肿而对症加入，为使药组。诸药相配，以养心柔肝、安神开郁、滋阴清热之功为主，恰中病机。故二诊时，手足汗出、午夜烦躁、五心烦热消失，失眠、耳鸣均减轻，因有口干咽干等症，故略事调整，继续治疗。

孙光荣安神定志汤，全方由生晒参、生黄芪、紫丹参、干小麦、大红枣、生甘草、云茯神、炒枣仁、川郁金、灯心草组成，有养心柔肝、安神定志之功效。

案 15 右侧乳房局部压痛
（浆细胞性乳腺炎）

主因"右侧乳房局部压痛半年"就诊,诊断为"浆细胞性乳腺炎",证属气虚血瘀,痰热毒邪蕴结,治疗以益气活血通络、清热解毒散结为主组方,坚持治疗而获明显效果。

某女,34 岁。

主因"右侧乳房局部压痛半年"于 2012 年 3 月 30 日就诊。

望诊:舌红,苔少。右侧乳房多发结节肿块,乳头无溢液,皮色正常。

闻诊:言语声音正常。

问诊:半年前,无明显诱因出现右侧乳房局部肿块、压痛、色红,在当地医院就诊,诊断为"右乳浆细胞性乳腺炎",给以抗感染治疗后,乳房皮色已不红,但肿块压痛一直未见好转。伴易疲乏,失眠,胃脘不适,阵发性呃逆,月经量少。慢性鼻炎病史。

切诊:脉弦小。右侧乳房局部肿块压痛、质韧,皮温正常。

此辨证为气虚血瘀,痰热毒邪蕴结,治当益气活血通络、清热解毒散结,处方:

生晒参 12g	生黄芪 12g	紫丹参 10g
蒲公英 12g	丝瓜络 6g	苎麻根 3g
路路通 10g	山慈菇 10g	猫爪草 10g
海螵蛸 10g	西砂仁 4g	真降香 10g
云茯神 12g	炒枣仁 12g	益母草 10g
生甘草 5g		

7 剂,水煎服,每日 1 剂,早晚分服。

2012 年 5 月 4 日 二诊

脉弦小,舌红,苔少。服前方 21 剂后,在当地医院复查,B 超下最大结节已由 2012 年 3 月 31 日的 2.9cm×1.1cm 缩小为 2012 年 4 月 27 日的 1.98cm×0.65cm。肿块压痛明显减轻,睡眠已改善。

生晒参 12g	生黄芪 10g	紫丹参 10g
蒲公英 12g	丝瓜络 7g	苎麻根 3g

川郁金 10g	山慈菇 10g	猫爪草 10g
海螵蛸 10g	西砂仁 4g	真降香 10g
云茯神 12g	炒枣仁 12g	白鲜皮 10g
地肤子 10g	生甘草 5g	

7付,水煎服,每日1剂,早晚分服。

2012年6月8日　三诊

脉弦小,舌暗红,苔薄白。服药30剂至今,乳腺结节个数较前减少2个,无压痛。

生晒参 10g	生黄芪 10g	紫丹参 7g
山慈菇 10g	猫爪草 10g	路路通 7g
川郁金 10g	丝瓜络 7g	苎麻根 3g
珍珠母 15g	云茯神 12g	炒枣仁 10g
海螵蛸 10g	荜澄茄 4g	鸡内金 6g

7付,水煎服,每日1剂,早晚分服。

【按语】

浆细胞性乳腺炎为缠绵难治之症,为痰瘀毒邪蕴结乳房,辨证时还当分清寒热,如有肿块皮色发暗、乳头溢液清稀,当扶正祛邪兼顾,不可一派清热。此患者内有热象,治疗时以益气活血通络、清热解毒散结为主,坚持治疗方可见效。

【解读】

四诊审证:脉弦小,舌红,苔少。右侧乳房多发结节肿块,压痛、质韧,皮温正常,乳头无溢液,皮色正常。伴易疲乏,失眠,胃脘不适,阵发性呃逆,月经量少。审证为气虚血瘀,痰热毒邪蕴结。

审证求因:右侧乳房多发结节肿块,压痛、质韧,为痰瘀毒邪蕴结乳房、乳络不通。脉弦小,易疲乏,为气虚所致。舌红苔少,为内有热邪。失眠为心神不宁。胃脘不适、时有呃逆,为胃气不降。月经量少,为气虚血瘀。

求因明机:痰瘀毒邪蕴结乳房,乳络不通,日久则成肿块,不通则痛,故有压痛。气虚则易疲乏,虚热扰心,心神不宁则见舌红、苔少、失眠。胃气不降,则胃脘不适、呃逆。气虚血瘀,冲任胞脉受阻,血行涩滞则月经量少。此病机为气血失调→痰瘀毒热→乳房肿块压痛。气虚为本,痰瘀毒热为标。痰虚毒瘀为本,乳房肿块压痛为标。

明机立法:根据所析之病机,治法以益气活血通络、清热解毒散结为主,兼顾和胃、安神。

立法处方:依据所立之治法,自拟组方。

处方用药:首诊方中,生晒参、生黄芪、紫丹参益气活血,为君药组。蒲公英、丝瓜络、苎麻根清热解毒、通络散瘀,路路通、山慈菇、猫爪草清热解毒、软坚散结,共为臣药组。苎麻根甘寒,归心、肝经,功可凉血止血、安胎、清热解毒散瘀。遇妇科慢性炎症时,孙光荣教授每与蒲公英、丝瓜络相伍运用。海螵蛸、西砂仁、真降香和胃降逆,云茯神、炒枣仁安神养心,益母草活血通经,分别针对呃逆、失眠、月经量少而对症使用,共为佐药组。生甘草清热解毒、调和诸药,为使药之用。诸药相合,共奏益气活血通络、清热解毒散结之功,兼顾和胃、养心、通经,切合病机。服药3周,二诊时,乳房肿块已明显缩小,压痛明显减轻。守法加减,以郁金易路路通,理气止痛。背部皮肤略瘙痒,对症加入白鲜皮、地肤子。三诊时,压痛消失,结节个数减少,略事加减,继续服药巩固治疗。

肿　瘤

案 1　肺癌晚期致胸背疼痛

该病案为肺癌晚期所致胸背疼痛已 8 个月,病机为气阴不足,痰瘀热毒阻结于肺,治疗以孙光荣清肺抑癌汤加减而取效。

某男,79 岁。

主因"胸背疼痛 8 个月"于 2014 年 4 月 11 日首诊。

望诊:舌干紫,苔白稍腻。唇黯。

闻诊:声低懒言。

问诊:肺癌晚期。胸背疼痛,可忍受,未服止痛药。不寐,口干,心悸,痰多,尿少,大便难。

切诊:脉细涩。

此为肺癌晚期,气阴不足,痰瘀热毒阻结,治疗以益气养阴、清热解毒、化痰散结为主,以孙光荣清肺抑癌汤为主加减。处方:

西洋参 10g	生黄芪 10g	紫丹参 10g
云茯神 12g	炒枣仁 10g	麦门冬 15g
桑白皮 10g	百部根 10g	宣百合 10g
矮地茶 12g	山慈菇 10g	菝葜根 10g
蒲公英 15g	车前仁 10g	生甘草 5g

7 剂,水煎服,每日 1 剂,早晚分服。

2014 年 4 月 18 日　二诊

脉细涩,舌干紫,苔白稍腻。肺癌晚期。服上药后,胸背疼痛减轻,大便可排出,痰多,口干,心悸。

西洋参 10g	生黄芪 10g	紫丹参 10g
云茯神 12g	炒枣仁 10g	麦门冬 15g

嫩龙葵 10g	全瓜蒌 10g	薤白头 10g
灵磁石 5g	宣百合 10g	矮地茶 12g
山慈菇 10g	菝葜根 10g	蒲公英 15g
车前仁 10g	生甘草 5g	

7剂,水煎服,每日1剂,早晚分服。

【按语】

该患者肺癌晚期,虽胸背疼痛,但痛势不显著,故可标本兼治。止疼痛,对于提高患者生活质量有很大帮助,故止痛为先。案中用药,针对病机全面兼顾,未刻意堆砌止痛药而疼痛自减。

【解读】

四诊审证:脉细涩,舌干紫,苔白稍腻。肺癌晚期。胸背疼痛,可忍受,未服止痛药。不寐,口干,心悸,痰多,尿少,大便难。审证为气阴不足,痰瘀热毒阻结。

审证求因:脉细、舌干、口干、心悸、尿少、大便难,为热毒伤阴、气阴不足;脉涩、舌紫、胸背疼痛为气滞血瘀;苔白腻、痰多,为痰湿凝聚。

求因明机:患者以肺癌晚期、胸背疼痛8个月来就诊。患者气阴不足、痰瘀热毒阻结于肺日久,肺失宣降,气机不利,血行瘀滞,不通则痛,故胸背疼痛。气阴不足,又热毒日久伤阴,则口干、舌干、尿少;心失所养则心悸、不寐;津液不足,肠道失于濡润则大便难;肺为贮痰之器,痰湿凝聚于肺,则痰多。脉细涩、舌干紫、苔白腻,为气阴不足、痰瘀阻结之征。综而观之,患者病位在肺,气阴不足为本,痰瘀热毒为标;痰瘀热毒为本,胸背疼痛为标。

明机立法:根据所析之病机,所立治法以益气养阴、化痰活血、清热解毒散结为主。

立法处方:根据所立之治法,处方以自拟方孙光荣清肺抑癌汤为主化裁。

处方用药:首诊方中,西洋参、生黄芪、紫丹参益气养阴活血,为君药组;麦门冬、宣百合、百部根、桑白皮润肺下气,矮地茶、山慈菇、菝葜根清热解毒散结、化痰利湿活血,二者共为臣药组;云茯神、炒枣仁针对心悸不寐,蒲公英、车前子清热利湿,共为佐药组;生甘草清热和中,调和诸药,为使药。诸药合用,共奏益气养阴、化痰活血、清热解毒散结之功,标本兼治,故二诊时,胸背疼痛减轻,大便已通,气机已畅,故守方加减,二诊方中去桑白皮、百部根,而增入全瓜蒌、薤白头、嫩龙葵理气宽中、清热散结、化痰通便,灵磁石针对心悸而入。

孙光荣清肺抑癌汤,其方组成为:生晒参、生黄芪、紫丹参、天葵子、蛇舌草、半枝莲、炙紫菀、炙冬花、生薏米、珍珠母、制鳖甲、山慈菇、桑白皮、蔓荆子、生甘草。功效益气活血、清热解毒、软坚散结,适用于肺癌及其并发症之辨证属气虚血瘀、痰热毒聚者。

案 2　肺癌术后咳血、伤口疼痛

该病案为肺癌术后咳血、伤口疼痛,病机为气虚血瘀,水饮停聚,热毒灼伤肺络,治疗以孙光荣清肺抑癌汤加减,益气止血、清热解毒、利水止痛而取效。

某男,57 岁。

主因"右肺癌全切术后咳血、伤口疼痛近 10 个月"于 2012 年 4 月 27 日首诊。

望诊:舌红,苔黄、花剥。精神可,痰中带血丝。

问诊:右肺癌全切术后 10 个月,化疗 3 个疗程后。手术伤口仍疼痛,胸腔积液(具体量不详),治疗期间抽胸腔积液后仍易复发。纳眠可,二便调。无咳嗽,无口干。术后气管镜检查(2012 年 3 月 17 日,河南某医院):细胞学诊断未见癌细胞,细菌学检查无菌。

切诊:脉弦涩。

此为肺癌术后之气虚血瘀,水饮停聚,热毒灼伤肺络,治疗以益气止血、清热解毒、利水止痛为主,处方以孙光荣清肺抑癌汤为基础方化裁:

生晒参 12g	生黄芪 12g	紫丹参 5g
山慈菇 10g	嫩龙葵 10g	猫爪草 10g
桑白皮 10g	宣百合 10g	延胡索 10g
仙鹤草 12g	生地炭 10g	地榆炭 10g
全瓜蒌 10g	葶苈子 10g	车前子 10g
生甘草 5g		

7 剂,水煎服,每日 1 剂,早晚分服。

2012 年 5 月 4 日　二诊

家属代诉:服前方后,咳血和疼痛消失,胸片显示未见胸腔积液,其余无明显不适。

生晒参 12g	生黄芪 12g	紫丹参 5g
山慈菇 10g	嫩龙葵 10g	猫爪草 10g
桑白皮 10g	宣百合 10g	仙鹤草 12g
葶苈子 10g	车前子 10g	全瓜蒌 10g

生地炭 10g   地榆炭 10g   生甘草 5g

7剂,水煎服,每日 1 剂,早晚分服。

【按语】

此患者肺癌术后,以咳血、伤口疼痛为主,标证较急,故治疗时需标本同治。在用葶苈子泻肺利水的同时,配合全瓜蒌、车前子宣利二便,可增强消除胸腔积液之功效。

【解读】

四诊审证:右肺癌全切术后 10 个月,化疗 3 个疗程后。脉弦涩,舌红,苔黄、花剥。精神可,痰中带血丝,胸腔积液(具体量不详),手术伤口仍疼痛,纳眠可,无咳嗽,无口干。审证为气虚血瘀,水饮停聚,热毒灼伤肺络。

审证求因:脉弦涩为气虚血瘀;胸腔积液为水饮停聚于肺,津液不化;舌红、苔黄、花剥为热毒蕴肺;咳血为热毒灼肺,肺络受伤。

求因明机:患者因右肺癌全切术后、化疗后,咳血、伤口疼痛近 10 个月而来就诊。患者术后、化疗后,正气未能恢复,兼之热毒、血瘀阻滞,不通则痛,故术后日久仍伤口疼痛;水饮停聚于肺,肺气虚不能化津,故聚而为胸腔积液;热毒蕴结于肺,灼伤肺络,故痰中带血。脉细涩,舌红,苔黄、花剥,皆为气虚血瘀、水饮停聚、热毒灼伤肺络之征。综而观之,患者病位在肺,气虚血瘀、热毒水饮蕴结为本,痰中带血、伤口疼痛为标。

明机立法:根据所析之病机,所立治法以益气止血、清热解毒、利水止痛为主。

立法处方:根据所立之治法,处方以孙光荣清肺抑癌汤为基础方化裁。

处方用药:首诊方中,生晒参、生黄芪、紫丹参益气活血,为君药组。因有咳血,故丹参用量不宜过大。山慈菇、嫩龙葵、猫爪草清热解毒散结,为臣药组。桑白皮、宣百合清热宣肺止咳,延胡索止痛,仙鹤草、生地炭、地榆炭止血,全瓜蒌、葶苈子、车前子泻肺利胸水,共为佐药组;生甘草清热解毒和中,调和诸药,是为使药。全方共奏益气活血、清热解毒散结止痛、止血利水之功。药证相合,标本兼顾。故二诊时,咳血、疼痛、胸腔积液均消失,药已对证,继用前法,略事化裁而继续巩固治疗。

案 3　肺癌转移致髋关节等
多处骨关节疼痛

　　该病案主诉为"髋关节等多处骨关节疼痛 2 个月",为肺癌转移所致,病机气血不足,气阴两虚,毒瘀热互结,治疗以孙光荣扶正抑瘤汤化裁,益气养阴和血、清热活血止痛而取效。

　　某女,47 岁。

　　主因"髋关节等多处骨关节疼痛 2 个月"于 2014 年 4 月 11 日首诊。

　　望诊:舌淡,苔少。消瘦,面色无华。

　　闻诊:声音低怯。

　　问诊:髋关节等多处骨关节疼痛,乏力,失眠,口干。2014 年 3 月在原籍某医院诊断为:右髂骨转移性腺癌,肺腺癌转移。

　　切诊:脉细弱。

　　此为气血不足,气阴两虚,毒瘀热互结,治疗以益气养阴和血、清热活血止痛为主,处方:

西洋参 10g	生黄芪 10g	紫丹参 7g
山慈菇 10g	菝葜根 10g	蛇舌草 15g
半枝莲 12g	蒲公英 15g	肥玉竹 10g
补骨脂 10g	骨碎补 10g	田三七 6g
云茯神 12g	炒枣仁 10g	龙眼肉 10g
生甘草 5g		

　　21 剂,水煎服,每日 1 剂,早晚分服。

2014 年 10 月 17 日　二诊

　　脉细,舌淡苔少。服药后,疼痛已不明显,口干、失眠均有减轻,多梦,略有手足心热。

西洋参 10g	生黄芪 7g	紫丹参 7g
山慈菇 12g	菝葜根 12g	蛇舌草 12g
金毛狗脊 12g	补骨脂 10g	骨碎补 10g
蒲公英 15g	制乳香 10g	制没药 10g
云茯神 12g	炒枣仁 12g	生龙齿 15g

灯心草 3g　　　　　大生地 10g　　　　　生甘草 5g

21 剂,水煎服,每日 1 剂,早晚分服。

【按语】

此患者因"髋关节等多处骨关节疼痛 2 个月"就诊,为肺癌转移所致。治疗应标本兼治,其中须加强止痛之药,疼痛缓解,则可增强患者继续治疗的信心,也直接提高患者生存质量。

【解读】

四诊审证:脉细弱,舌淡,苔少。髋关节等多处骨关节疼痛,乏力,失眠,口干,消瘦,面色无华,声音低怯。审证为:气血不足,气阴两虚,毒瘀热互结。

审证求因:肺癌转移至右髂骨,为正气不足,毒瘀热互结于髂骨所致;脉细弱、舌淡、苔少、乏力、消瘦、面色无华、声音低怯,为气血不足;失眠,原因众多,结合此患者乏力、面色无华,可判断为血不养心;口干,为阴虚。

求因明机:肺癌转移至右髂骨,毒瘀互结,不通则痛,肾气不足,不荣则痛,则髋关节等多处骨关节疼痛;气虚则乏力、声音低怯;消瘦、面色无华为气血不足之象,血不养心则失眠;气阴不足,则乏力、口干;脉细弱、舌淡、苔少,皆为气血不足之征。综而观之,气血不足、气阴不足为本,毒瘀互结为标。正气不足、毒瘀互结为本,髋关节等多处骨关节疼痛为标。

明机立法:根据所析之病机,所立治法以益气养阴和血、清热活血止痛为主。

立法处方:根据所立之法,治疗以孙光荣扶正抑瘤汤为主化裁。

处方用药:首诊方中,西洋参、生黄芪、紫丹参益气养阴和血,为君药组。山慈菇、菝葜根、蛇舌草解毒散结,半枝莲、蒲公英、肥玉竹清热解毒养阴,共为臣药组。补骨脂、骨碎补补肾健骨,田三七活血止痛;云茯神、炒枣仁、龙眼肉养血安神养心,共为佐药组。生甘草清热解毒、调和诸药,是为使药。全方共奏益气养阴和血、清热解毒散结,兼以止痛、安神之功。二诊时,疼痛缓解,余症减轻,可见药已中的,故守原方之法,略为加减。方中去三七,增入乳香、没药增大活血止痛之力;加入金毛狗脊、大生地,以增补肾养阴之力;因略有手足心热,为阴虚内热,故去龙眼肉;因有多梦,故加入生龙齿、灯心草清心安神。

　　孙光荣扶正抑瘤汤,为孙光荣教授治疗肿瘤的自拟基本方,由益气活血之生晒参、生黄芪、紫丹参,清热解毒之天葵子、蛇舌草、半枝莲,软坚散结之珍珠母、制鳖甲、山慈菇所组成。

案 4 肺癌伴大量胸腔积液

老年男性,肺癌伴大量胸腔积液,辨证为气虚血瘀、痰热毒聚、水饮内停之证。治当益气活血、清热解毒、化痰利水,以孙光荣扶正抑癌汤化裁,经治半年多,胸腔积液消失。

某男,64 岁。

主因"肺癌伴大量胸腔积液近半年"于 2009 年 12 月 18 日就诊。

望诊:舌红,苔白。形销骨立。

闻诊:气短、微喘。

问诊:自述近半年前因咳嗽胸憋就诊,在北京某三甲医院诊断为"肺癌伴大量胸腔积液"。现咳嗽,咳痰,疲惫,胸闷,不能平卧。

切诊:脉弦小。

此乃气虚血瘀、痰热毒聚、水饮内停之证。治当益气活血、清热解毒、化痰利水。处方:

生晒参 15g	生黄芪 12g	紫丹参 10g
天葵子 10g	蛇舌草 15g	半枝莲 15g
瓜蒌皮 10g	桑白皮 10g	生薏米 20g
化橘红 6g	制鳖甲 15g	山慈菇 6g
佩兰叶 6g	炙紫菀 7g	炙冬花 7g
金银花 12g	麦门冬 12g	生甘草 5g

7 剂,水煎内服,每日 1 剂,早晚分服。

2009 年 12 月 25 日　二诊

脉弦小,舌红,苔白。服前方后已能平卧,但仍微咳、胸闷。原方加减:

生晒参 15g	生黄芪 12g	紫丹参 10g
天葵子 10g	蛇舌草 15g	瓜蒌皮 10g
桑白皮 10g	炙百部 7g	生薏米 20g
化橘红 7g	山慈菇 6g	金银花 15g
苦桔梗 6g	木蝴蝶 6g	制鳖甲 15g
生甘草 5g		

7 剂,水煎内服,每日 1 剂,早晚分服。

2010 年 7 月 9 日　三诊

脉弦稍细,舌红,苔薄白。患者自感服上方效果明显,遂在当地自行守方服药至今,经当地医院复查:肿块明显缩小,胸腔积液减少。诸症明显改善,仅偶有咳喘。故仍以原方加减治之:

生晒参 12g	生黄芪 12g	紫丹参 10g
全瓜蒌 15g	生薏米 30g	芡实仁 30g
蛇舌草 15g	猫爪草 15g	半枝莲 15g
天葵子 10g	制鳖甲 15g	山慈菇 10g
珍珠母 15g	葶苈子 10g	车前子 10g
化橘红 6g	炙紫菀 10g	炙冬花 10g
阿胶珠 10g	五味子 3g	生甘草 5g

28 剂,水煎内服,每日 1 剂,早晚分服。

追访:守方 60 剂后,经当地医院再次复查,未见胸腔积液,自感无不适。

【按语】

肺癌胸腔积液为肺癌晚期常见并发症,严重影响患者生活质量与生存期。故肺癌胸腔积液的治疗乃肿瘤综合治疗之重要一环。肺癌之辨识,应辨病与辨证相结合,引现代科技成果为我所用,则更易"知犯何逆",从而增进中医辨证之准确度。肺癌之治,则应分期:①肺癌初期,因癌细胞尚未转移,故少见严重气短等症状,多属于肺气不宣;②肺癌术后,有胸腔积液,多属痰热内阻;③有转移者多属于痰热互结,此时不可用半夏等温燥之品,否则易致咯血。本案为肺癌晚期,伴有大量右侧胸腔积液,根据其病程、症状、脉象、舌象,治以益气养阴、清热化痰、利水渗湿,守法守方,经治近 1 年,终使其得以绝处逢春,得以延生。

【解读】

四诊审证:肺癌伴大量胸腔积液,脉弦小,舌红,苔白。形销骨立,疲惫,气短、咳嗽、咳痰,胸闷、微喘、不能平卧。审证为:气虚血瘀、痰热毒聚、水饮内停。

审证求因:肺癌伴大量胸腔积液,舌红、苔白,为痰热毒瘀、水饮内停。脉弦小,气虚及气滞、饮停均可致之。疲惫为气虚之征。咳嗽、咳痰为肺失宣降、痰热阻肺;胸闷、微喘、不能平卧,为水饮内停、阻滞胸部气机所致。

求因明机:气虚血瘀、痰热毒邪聚于肺,则生肺癌;气不化水、气滞水饮内停于胸,则生胸腔积液。饮阻气机,则胸闷、微喘、不能平卧。痰热阻肺,肺失宣降,则咳嗽、咳痰。综而析之,其病机为:气虚→痰热毒聚、水饮内停→肺癌伴胸腔积液。气虚为本,痰热毒瘀、水饮内停为标,痰热毒瘀、水饮内停为本,肺癌伴胸腔积液为标。

明机立法:根据病机,确立治法为益气活血、清热解毒散结、化痰利水。

立法处方:依据治法,处方以孙光荣扶正抑癌汤为基础方化裁。

处方用药:首诊方中,生晒参、生黄芪、紫丹参益气活血为君药组。瓜蒌皮、桑白皮、生薏米涤痰泻肺、利水除湿,半枝莲、蛇舌草、天葵子清热解毒、软坚散结,共为臣药组。化橘红、佩兰叶化痰除湿,制鳖甲、山慈菇软坚散结,炙紫菀、炙冬花止咳化痰,共为使药组。金银花、麦门冬清热润肺,生甘草清热解毒、调和诸药,共为使药组。诸药合用,共奏益气活血、清热解毒散结、化痰利水之功,甚合病机,故二诊时,症状减轻、已能平卧,略事加减,守法治疗。三诊时,诸症明显改善,故守法化裁,以生晒参、生黄芪、紫丹参活血化瘀为君药组,以全瓜蒌之清热散结及白花蛇舌草、半枝莲、猫爪草、生薏米、芡实仁之消痈清热、软坚散结、利水除湿,为臣药组;以制鳖甲、珍珠母、葶苈子滋阴潜阳、软坚散结,葶苈子、车前子行水除满,共为佐药组;以炙紫菀、炙冬花、化橘红止咳化痰,阿胶珠、五味子养阴,生甘草之和中,共为使药组。诸药合用,扶正固本、祛邪抑癌,守法守方,坚持治疗,故能取得明显疗效。

案5　大便带血(直肠癌)

该医案主诉为"大便带血1个月",确诊为"直肠癌",病机为气阴不足、毒热结聚,治疗以孙光荣利肠抑癌汤为主内服,以蛞蝓液灌肠外用,内外合治,效果明显。

某女,56岁。

主因"大便带血1个月"于1996年9月1日初诊。

望诊:舌质淡,苔白,大便带血,色鲜红,偶见色黑。

问诊:患者于1个月前发现大便带血,大便不畅,疑为"痔疮"。于1996年8月27日在某省医科大学附属医院行病理切片(病理组织检查号:224211),检查报告为:直肠乳头状腺瘤,灶性癌变。现诉乏力,头晕,背胀。大便次数基本正常。

切诊:脉细涩。

此为直肠癌,辨证为气阴不足,热毒阻肠。治当益气养阴,清热解毒散结,凉血止血,以孙光荣利肠抑癌汤为主内服,以蛞蝓液灌肠外用,内外合治。

(1)口服方:

西洋参(蒸兑)10g	生黄芪 12g	蒲公英 15g
半枝莲 15g	嫩龙葵 12g	菝葜根 15g
蛇舌草 15g	大蓟草 10g	仙鹤草 12g
槐花炭 15g	蒲黄炭 15g	地榆炭 12g
制首乌 15g	桑寄生 12g	怀山药 15g
生甘草 5g		

7剂,每日1剂,水煎服,早晚分服。

(2)外用方:

蛞蝓液保留灌肠,每日1次。其具体方法:每日取鲜蛞蝓10条(自备),捣碎,用纱布裹密,绞取液汁,用消毒后50ml注射器(不用针头)吸取蛞蝓液20~30ml后,以液状石蜡涂于注射器外,缓缓推入直肠,至痛点为止,注后,用药棉塞住肛门,保留1~2小时。

1996年9月8日　二诊

脉细涩,舌质淡,苔白。头已不晕,大便未带血,稍稀,自觉无特殊不适。

仍以原方去地榆炭,7剂,水煎服,每日1剂,早晚分服。

仍用蛞蝓液保留灌肠,每日1次。

1996年9月29日　三诊

于1996年9月26日在某省肿瘤医院行肠镜检查,报告为:进镜顺利
(18cm),结肠直肠黏膜光滑,未见肿块。患者无特殊不适,要求服药巩固疗
效。处方:

西洋参(蒸兑)10g	生黄芪 12g	蒲公英 12g
嫩龙葵 15g	菝葜根 15g	制鳖甲 15g
仙鹤草 12g	大蓟草 12g	槐花炭 15g
怀山药 15g	川杜仲 12g	谷精珠 12g
生薏米 20g	生甘草 5g	

7剂,水煎服,每日1剂,早晚分服。

不再用灌肠法。

后再遵上方略施加减,14剂后,患者自觉无不适而自行停药,随访五年
未复发。

【按语】

该患者确诊为直肠癌,用药除祛邪外,必扶正固本,切忌妄用攻邪。在
内服攻补兼施之剂的同时,需用蛞蝓液保留灌肠,使药物直接作用于病所,
如此则起效迅速。

【解读】

四诊审证:脉细涩,舌质淡,苔白,大便带血,色鲜红,偶见色黑,大便
不畅,病理报告为:直肠乳头状腺瘤,灶性癌变。乏力,头晕。大便次数基
本正常。审证为:气阴不足,毒热结聚。

审证求因:乏力、头晕、脉细涩、舌淡苔白,为气阴不足;直肠癌,为毒
热结于直肠日久,聚而成瘤;大便带血、色红,为毒热损伤直肠血络。

求因明机:毒热结于直肠日久,聚而成瘤,则生直肠癌;热毒损伤血
络,故见大便带血、血色鲜红;气阴不足,则见乏力、舌淡苔白、脉细涩,不能

上荣于头，则见头晕。综而观之，气阴不足为本，毒热结聚为标；毒热结聚为本，大便带血为标。

明机立法：根据所析之病机，治法以益气养阴、清热解毒散结为主，兼以止血。

立法处方：根据所立之治法，治疗以自拟孙光荣利肠抑癌汤加减。

处方用药：首诊内服方中，西洋参、生黄芪益气养阴，为君药组。蒲公英、半枝莲、嫩龙葵、菝葜根、白花蛇舌草清热解毒散结，为臣药组。大蓟草、仙鹤草、槐花炭、蒲黄炭、地榆炭凉血止血，制首乌、桑寄生、怀山药健脾益肾，共为佐药组。生甘草健脾解毒，调和诸药，为使药。外用蛞蝓液保留灌肠，清热解毒。所处之方，益气养阴、清热解毒散结、止血，内外合治，标本兼顾。药证相合，二诊时，头晕、便血消失，故减少止血药味，守方继用。三诊时，肿瘤明显消退，故停用灌肠药，口服方略事化裁，巩固疗效。

蛞蝓，即《神农本草经》之"陵蠡"、《救急方》之"蜒蚰"、《本草纲目》之"鼻涕虫"，归肝、肺、大肠经，味咸，性寒，功可祛风定惊，清热解毒，消肿止痛。孙光荣教授常以蛞蝓液灌肠，治疗肠癌；或以蛞蝓焙干研末，吞服，治疗咽喉癌、食道癌等。

案 6 脑膜瘤术后癫痫频发

该病案为"脑膜瘤术后癫痫频发 1 年余",病机为气血不足,痰瘀毒聚,治疗以孙光荣正天抑瘤汤加减益气活血、化痰解毒而取效。

某男,56 岁。

主因"脑膜瘤术后癫痫频发 1 年余"于 2013 年 3 月 15 日首诊。

望诊:舌暗红,苔黄、花剥。神态疲惫。

闻诊:语声低怯。

问诊:脑膜瘤术后,癫痫频繁发作,每次发作前均大发脾气。乏力,鼻塞,腰酸,晨勃消失。

切诊:脉沉细。

此为气血不足,痰瘀毒聚,治疗当以补益活血,化痰解毒为主,处方:

生晒参 12g	生黄芪 12g	紫丹参 10g
制首乌 12g	明天麻 10g	西藁本 10g
山慈菇 10g	净水蛭 3g	上肉桂 1g
川杜仲 12g	法半夏 10g	广陈皮 10g
炙远志 10g	石菖蒲 10g	北枸杞 15g
紫浮萍 7g	辛夷花 10g	生甘草 5g

14 剂,水煎服,每日 1 剂,早晚分服。

2013 年 3 月 29 日　二诊

服上方后,癫痫发作仅一次,且发作前脾气比以前明显小得多。诸症均减轻。现面色晦暗,尿频,舌暗红苔黄剥,脉沉细。

生晒参 12g	生黄芪 12g	紫丹参 10g
制首乌 12g	明天麻 10g	西藁本 10g
山慈菇 10g	净水蛭 3g	上肉桂 1g
川杜仲 12g	法半夏 10g	广陈皮 10g
紫浮萍 7g	巴戟天 5g	生甘草 5g

14 剂,水煎服,每日 1 剂,早晚分服。

2013 年 4 月 12 日　三诊

脉弦小,舌红苔微黄。服前方后,精神明显好转,已不发脾气,胸憋消失。

生晒参 12g	生黄芪 12g	紫丹参 10g
制首乌 12g	明天麻 10g	西藁本 10g
山慈菇 10g	净水蛭 3g	上肉桂 1g
川杜仲 12g	法半夏 10g	广陈皮 10g
紫浮萍 7g	巴戟天 5g	蒲公英 10g
生甘草 5g		

14剂,水煎服,每日1剂,早晚分服。

【按语】

该患者脑膜瘤术后1年仍正气未复而癫痫频发,以气血不足为本,痰瘀毒聚为标,故治疗在化痰解毒活血的同时,应注重扶正。用药以自拟正天抑瘤汤加减为主,用药时加入浮萍可增强疗效。浮萍可为脑部病变的引经药。

【解读】

四诊审证:脑膜瘤术后,癫痫频繁发作,每次发作前均大发脾气。乏力,神态疲惫,语声低怯,鼻塞,腰酸,晨勃消失。舌暗红,苔黄、花剥,脉沉细。审证为气血不足、痰瘀毒聚。

审证求因:脑膜瘤术后乏力神疲、声低、脉沉细、苔花剥,为气血不足;癫痫频繁发作,为痰瘀毒聚,神明失用所致;舌暗红为血瘀之故。

求因明机:痰瘀毒聚于脑日久而生脑瘤,神机失用,则癫痫频发;术后气血不足,则乏力、神疲、声怯。肾气不足,则腰酸、晨勃消失;肺气不足,鼻窍不利,则鼻塞。舌暗红,苔黄、花剥,脉沉细,均为气血不足、痰瘀毒聚之征。综而观之,气血不足为本,痰瘀毒聚为标;痰瘀毒聚为本,癫痫频发为标。

明机立法:根据所析之病机,所立治法以补益活血,化痰解毒为主。

立法处方:根据所立之治法,处方以自拟孙光荣正天抑瘤汤为主化裁。

处方用药:首诊方中,生晒参、生黄芪、紫丹参益气活血,为君药组。制首乌、明天麻、西藁本益肾平肝祛风,山慈菇、净水蛭、上肉桂解毒散结,川杜仲、广陈皮、法半夏补肾化痰,共为臣药组。其中,肉桂仅用1g,是为矫正水蛭之腥味。制远志、石菖蒲、北枸杞化痰安神、补肾,为佐药组。紫浮萍引药上行直达于脑,是孙光荣教授治疗脑病常用的引经药;辛夷花是为鼻塞对症而加,生甘草健脾清热解毒、调和诸药,共为使药。药证合拍,坚持服药,故能取效明显,使癫痫发作得以控制。二诊、三诊用药略事加减,以为巩固。

孙光荣正天抑瘤汤为孙光荣教授自拟治疗脑瘤的基本方,全方由生晒参、生黄芪、紫丹参、蛇舌草、天葵子、半枝莲、制首乌、明天麻、生薏米、珍珠母、制鳖甲、山慈菇、紫浮萍、蔓荆子、生甘草组成,功效益气活血、清热解毒、软坚散结,适用于脑瘤之辨证属气虚血瘀、痰热毒聚者。

案 7　癫痫反复发作伴偏头痛
（脑胶质瘤）

　　该病案为脑胶质瘤,主诉"癫痫反复发作 18 年,伴偏头痛半年多",病机为气阴不足,痰瘀热毒结聚,治疗以孙光荣正天抑瘤汤加减益气养阴、化痰活血、清热解毒散结而取效。

　　某男,40 岁。

　　主因"癫痫反复发作 18 年,伴偏头痛半年多"于 2012 年 8 月 10 日就诊。

　　望诊:舌红苔少,多津。

　　闻诊:言语少力。

　　问诊:癫痫反复发作 18 年,伴偏头痛半年多。现左侧头痛,癫痫近期连续多次发作,自觉背部肌肉痉挛为癫痫发作之先兆。失眠,口干,心悸,腰膝酸软。在某三甲医院诊断为"脑胶质瘤"。血糖偏高。

　　切诊:脉细数。

　　此为气阴不足,痰瘀热毒结聚,治法以益气养阴、化痰活血、清热解毒散结为主,以孙光荣正天抑瘤汤为基础方化裁,处方:

西洋参 12g	生黄芪 12g	紫丹参 7g
天葵子 10g	猫爪草 10g	蛇舌草 10g
制首乌 15g	明天麻 10g	紫浮萍 5g
五味子 3g	麦门冬 12g	生磁石 7g
云茯神 10g	炒枣仁 10g	生甘草 5g

14 剂,水煎服,每日 1 剂,早晚分服。

2012 年 12 月 7 日　二诊

　　脉细涩,舌红,有齿痕,苔薄白,有津。劳累后癫痫易发作。其余无明显不适。

西洋参 10g	生黄芪 12g	紫丹参 10g
天葵子 10g	猫爪草 10g	蛇舌草 10g
紫浮萍 7g	净水蛭 3g	上肉桂 1g
法半夏 10g	广陈皮 10g	生山楂 10g
云茯神 12g	炒枣仁 12g	路路通 10g

| 制首乌 12g | 明天麻 10g | 粉葛根 10g |

生甘草 5g

14 剂,水煎服,每日 1 剂,早晚分服。

2014 年 5 月 16 日　三诊

服用孙光荣教授 2012 年 12 月 7 日处方半年多后至今,癫痫未再发作,未复查头颅 CT。此次因"尿痛尿频 10 余天"就诊。脉沉细无力,舌暗红,苔少。尿频尿无力,尿痛。近半年吃素。

生晒参 10g	生黄芪 10g	紫丹参 7g
玉米须 6g	生荷叶 6g	甘草梢 10g
扁蓄草 12g	鱼腥草 10g	蒲公英 12g
川杜仲 12g	刀豆子 10g	川草薢 10g
败龟甲 12g		

7 剂,水煎服,每日 1 剂,早晚分服。

【按语】

该患者因脑胶质瘤而致癫痫频发,兼有头痛,以气阴不足为本,痰热瘀毒结聚为标,故治疗在化痰解毒活血的同时,应注重扶正。用药以自拟正天抑瘤汤加减为主,用药时加入脑部病变的引经药浮萍可增强疗效。

【解读】

四诊审证:脉细数,舌红苔少,有津。言语少力,左侧头痛,癫痫近期连续多次发作,自觉背部肌肉痉挛为癫痫发作之先兆。失眠,口干,心悸,腰膝酸软。在某三甲医院诊断为"脑胶质瘤"。血糖偏高。审证为:气阴不足,痰瘀热毒结聚。

审证求因:癫痫频繁发作、头痛,为瘀阻脑络,神明失用所致;脑胶质瘤,为痰瘀热毒结聚;脉细数、舌红苔少为阴虚内热;言语少力、失眠、心悸、口干为心阴不足;腰膝酸软为肝肾阴虚。

求因明机:气阴不足则言语少力、口干,阴虚不能养心,心神失养,则失眠、心悸;痰瘀热毒结脑络日久,则生脑瘤,神机失用则癫痫频作,不通则痛,故见头痛。脉细涩,舌红苔少有津均为气阴不足、痰瘀热毒结聚之征。综而观之,气阴不足为本,痰瘀热毒结聚为标。痰瘀热毒结聚为本,头痛、癫痫为标。

明机立法：根据所析之病机,确立治法以益气养阴、化痰活血、清热解毒散结为主,兼以滋养心肾。

立法处方：根据所立之治法,处方以自拟孙光荣正天抑瘤汤为主化裁。

处方用药：首诊方中,西洋参、生黄芪、紫丹参益气养阴活血,为君药组。天葵子、猫爪草、蛇舌草清热解毒散结,制首乌、明天麻益肾潜阳息风,紫浮萍引药入脑,共为臣药组。麦门冬、五味子、生磁石益阴养心定悸,为佐药组。云茯神、炒枣仁养心安神,生甘草清热解毒、调和诸药,为使药组。全方共奏益气养阴、活血散结、清热解毒为主,兼以益肾养心、安神定悸之功。服药4个月,二诊时癫痫发作减少,其余症状消失,药已对证,加用陈皮、半夏、生山楂、水蛭、路路通、葛根以增强化痰活血之功。坚持服用,半年多后癫痫发作消失。至三诊时近1年,未再发作。

案8 阴道分泌物增多,伴出血(宫颈癌)

该病案主诉为"阴道分泌物增多1年,加重伴有出血3个月",诊断为宫颈癌,辨证为气血两虚,肾亏血瘀,痰湿毒聚,治疗以孙光荣养阴抑癌汤加减为主内服,配合孙氏清带汤坐浴,内外合治而取效。

某女,42岁。

主因"阴道分泌物增多1年,加重伴有出血3个月"于2013年6月14日就诊。

望诊:愁苦面容,面色无华,有色素沉着斑,舌红,苔少。

闻诊:语低声怯。

问诊:就诊前曾于本月初在北京某知名三甲医院妇科就诊,查妇科B超,示:"宫颈大小3.3cm×4.1cm×4.3cm,形态不规则,回声减低不均,CDEI:血流信号较丰富。子宫左侧见低回声3.5cm×3.1cm,边界模糊,与子宫关系密切。CDEI:未见明显血流。"提示"宫颈占位,左附件区低回声,需除外占位。"诊断为宫颈癌,建议放疗结合化疗。患者因其亲属近年有多人罹患癌症,虽经西医手术、放疗、化疗等效果不佳,拒绝进行放、化疗,选择中医治疗。刻下:白带增多,夹有较多血丝,髋骨疼痛。平素长期心情抑郁。

切诊:脉虚细。

此为宫颈癌,辨证为气血两虚,肾亏血瘀,痰湿毒聚。治当益气补血,解毒散结,活血止血,佐以补肾强腰膝,以孙光荣养阴抑癌汤为主加减。

(1)口服方:

生晒参 12g	生黄芪 15g	紫丹参 5g
全当归 12g	阿胶珠 10g	田三七 6g
山慈菇 12g	菝葜根 10g	蛇舌草 15g
半枝莲 15g	蒲公英 12g	川牛膝 10g
川杜仲 10g	地榆炭 10g	生地炭 15g
生甘草 5g		

21剂,水煎内服,每日1剂,早晚分服。

(2)坐浴方:

蛇床子 10g	百部根 10g	蛇舌草 10g

半枝莲 12g	山慈菇 12g	蒲公英 12g
生薏米 15g	芡实仁 15g	仙鹤草 15g
白鲜皮 12g	煅龙骨 15g	煅牡蛎 15g
生甘草 5g		

21 剂,水煎坐浴,每日 1 剂,早晚各一次,每次坐浴 15 分钟。

2013 年 7 月 5 日　二诊

脉弦有力,舌淡红,苔少。现左髋骨疼痛,神疲乏力,面部色素沉着斑消失。

（1）口服方:

生晒参 12g	生黄芪 15g	紫丹参 5g
全当归 12g	阿胶珠 10g	田三七 6g
山慈菇 12g	菝葜根 10g	蛇舌草 15g
半枝莲 15g	蒲公英 12g	猫爪草 12g
川萆薢 10g	生薏米 15g	川杜仲 12g
生地炭 12g	地榆炭 12g	白茅根 10g
生甘草 5g		

21 剂,水煎内服,每日 1 剂,早晚分服。

（2）坐浴方:

蛇床子 10g	百部根 10g	蛇舌草 10g
半枝莲 12g	山慈菇 12g	蒲公英 12g
生薏米 15g	芡实仁 15g	仙鹤草 15g
白鲜皮 12g	煅龙骨 15g	煅牡蛎 15g
生甘草 5g		

21 剂,水煎坐浴,每日 1 剂,早晚各一次,每次坐浴 15 分钟。

2014 年 12 月 5 日　三诊

子宫颈恶性肿瘤（宫颈癌）。患者坚持用了 1 年多的药,配合外洗药（白带量比去年少了一半多,血丝消失）,自己触摸觉得菜花状肿块少了、也小了。脉弦,舌淡红,苔少。腹痛明显缓解,吃 2 片芬必得就能止痛了。头痛完全消失。面色淡白,眼睑色淡。

（1）口服方:

西洋参 10g	生黄芪 10g	紫丹参 10g

全当归 12g	阿胶珠 10g	田三七 5g
山慈菇 15g	菝葜根 15g	猫爪草 15g
夏枯草 10g	嫩龙葵 15g	蒲公英 12g
生薏米 15g	川杜仲 12g	生地炭 12g
地榆炭 12g	白茅根 10g	佩兰叶 6g
制鳖甲 15g	鱼腥草 10g	甘草梢 10g

21 剂,水煎服,每日 1 剂,早晚分服。

(2) 坐浴方:

蛇床子 10g	炙百部 10g	蛇舌草 10g
半枝莲 12g	山慈菇 12g	蒲公英 12g
生薏米 15g	芡实仁 15g	仙鹤草 15g
白茅根 12g	煅龙骨 15g	煅牡蛎 15g
生甘草 5g		

7 剂,水煎坐浴,每日 1 剂,早晚各一次,每次坐浴 15 分钟。

2015 年 1 月 23 日　四诊

脉弦无力,舌暗红,苔薄白。右侧腹部肿块消失,面色㿠白,小腹膨隆,但质软。白带中夹有血丝,但量很少了。

(1) 口服方:

西洋参 10g	生黄芪 10g	紫丹参 3g
全当归 12g	阿胶珠 10g	田三七 5g
山慈菇 15g	菝葜根 15g	猫爪草 15g
夏枯草 10g	嫩龙葵 15g	蒲公英 12g
生薏米 15g	炒杜仲 12g	制鳖甲 15g
甘草梢 10g	小蓟草 10g	炒神曲 15g
大腹皮 10g		

21 剂,水煎服,每日 1 剂,早晚分服。

(2) 坐浴方:

蛇床子 10g	炙百部 10g	蛇舌草 10g
半枝莲 12g	山慈菇 12g	蒲公英 12g
生薏米 15g	芡实仁 15g	小蓟草 10g
白茅根 12g	煅龙骨 15g	煅牡蛎 15g

生甘草 5g

21 剂,水煎坐浴,每日 1 剂,早晚各一次,每次坐浴 15 分钟。

2015 年 3 月 27 日　五诊

脉细硬,舌尖红,苔薄白。坚持服药至今,诸症继续减轻。现口服去痛片已减至每 1~2 天 1 片。小腹疼痛时,腹部膨胀明显,不痛时则正常。阴道仍有较多水样分泌物流出,腹痛明显时分泌物中夹有血样分泌物。自述因心理压力大,且症状均在减轻,所以一直未再复查。

(1)口服方:

西洋参 10g	生黄芪 10g	紫丹参 3g
全当归 12g	阿胶珠 10g	田三七 5g
山慈菇 15g	菝葜根 15g	猫爪草 15g
夏枯草 10g	嫩龙葵 15g	蒲公英 12g
生薏米 15g	川杜仲 12g	制鳖甲 15g
鱼腥草 10g	甘草梢 10g	延胡索 10g
小蓟草 10g	炒神曲 15g	大腹皮 10g
珍珠母 15g	绞股蓝 10g	

21 剂,水煎服,每日 1 剂,早晚分服。

(2)坐浴方:

蛇床子 10g	炙百部 10g	蛇舌草 10g
半枝莲 12g	山慈菇 12g	蒲公英 12g
生薏米 15g	芡实仁 15g	小蓟草 10g
白茅根 12g	煅龙骨 15g	煅牡蛎 15g
生甘草 5g		

21 剂,水煎坐浴,每日 1 剂,早晚各一次,每次坐浴 15 分钟。

【按语】

患者"阴道分泌物增多 1 年,加重伴有出血 3 个月"就诊,确诊为宫颈癌。治疗以益气养血、清热解毒、散结止血为主,内外合治。初诊因出血症状较重,所以止血为主以治标,病在胞宫,故止血之药宜选用生地炭、地榆炭、蒲黄炭、杜仲炭等。且此患者治疗重在坚持,不可半途而废。患者因个人原因,治疗过程中,不再行相关检查,实为可惜。

【解读】

四诊审证：主因"阴道分泌物增多1年,加重伴有脓血3个月"就诊,诊断为宫颈癌。面色无华,有色素沉着斑,白带夹血,髋骨疼痛。舌红,苔少,脉虚细。平素长期心情抑郁。审证为:气血不足,瘀热毒聚。

审证求因：面色无华、神疲乏力、脉虚细,为气血不足;小腹肿块(宫颈癌)为痰瘀毒热互结于胞宫、日久而成肿瘤;面部色素沉着斑为瘀血上阻而致;白带增多、夹有血丝,为毒热下聚、带脉受损、损伤胞宫血络;舌红苔少为热毒之征。

求因明机：患者阴道分泌物增多,伴有血丝,诊断为宫颈癌,病位在胞宫。癌症日久,气血不足,则见面色无华、神疲乏力;气虚血瘀则见面部色素沉着斑;瘀热毒邪,聚于胞宫,不通则痛,则见小腹肿块、腹痛明显;带脉受损则阴道分泌物增多;胞宫血络受损,则分泌物中夹有血丝;阻于髋部,不通则痛,故见髋骨疼痛;舌红苔少,脉虚细,为气血不足、瘀热毒聚之征。综而观之,气血不足为本,瘀热毒邪为标;瘀热毒邪为本,阴道分泌物增多、夹有血丝为标。

明机立法：根据所析病机,立法以益气养血、活血解毒、清热散结为主,但因有出血症状,故先以止血为先,待血止后,再逐渐加用活血之药。

立法处方：根据所立之法,处方以自拟孙光荣养阴抑癌汤化裁内服,以孙氏清带汤坐浴。

处方用药：首诊内服方中,生晒参、生黄芪、紫丹参益气和血,为君药组。因有出血症状,故丹参用量较小,避免活血太过而加重出血。山慈菇、菝葜根、蛇舌草清热散结,半枝莲、蒲公英、川牛膝清热解毒,川牛膝尚可引药下行,共为臣药组。全当归、阿胶珠、田三七养血止血,生地炭、地榆炭、川杜仲止血,共为佐药组;生甘草清热健脾、调和诸药,共为使药组。坐浴方以孙氏清带汤为主化裁,减少阴道分泌物,方中去金银花而改用半枝莲、山慈菇加大清热解毒散结之力,加用仙鹤草以止血。内服坐浴合用,标本兼治。二诊时,面部色素沉着消失,其余症状无加重,提示药已中的,故对原方略事加减,改川牛膝为猫爪草,增强清热散结之力,且猫爪草有防止肿瘤转移之功,增入川草薢、生薏米,加强利湿解毒之力;加入白茅根以增止血清热之功。坐浴药守原方。因患者身居外地,故坚持用药一年多,至三诊时,腹痛明显缓解,腹部肿块缩小,阴道分泌物、血丝均缓解。治疗已见成效,故此后以此处方为主,随机增减,坚持治疗,肿块有所缩小,肿瘤症状明显缓解,生活质量提高。

　　孙光荣养阴抑癌汤是孙光荣教授自拟治疗宫颈癌的基本方,全方由西洋参、生黄芪、紫丹参、山慈菇、猫爪草、制鳖甲、芡实仁、蛇舌草、半枝莲、川草薢、路路通、生甘草组成,功能益气活血、清热解毒利湿、软坚散结,适用于宫颈癌之辨证属气虚血瘀、痰热毒聚、湿邪下注者。

脾 胃 病

案 1　胃痛伴肝硬化

该医案患者胃痛伴肝硬化病史,病机为气血不足、肝胃不和,治疗先以益气养血、疏肝和胃为主,以缓解胃痛,方选孙光荣扶正祛邪中和汤为基础方加减。待胃痛缓解后,再逐步转为清肝理气、软坚散结治疗肝硬化。

某女,43 岁。

主因"胃脘胀痛 1.5 个月"于 2014 年 8 月 8 日首诊。

望诊:舌淡,苔少。面色萎黄、晦暗,皮肤无黄疸。

闻诊:口中无异味。

问诊:胃脘胀痛,饭后更甚,白痰,胸闷,背胀,胁胀,纳呆,略口干,无尿黄。轻度肝硬化病史。

切诊:脉沉弦细无力。

此为气血不足、肝胃不和所致,治当益气养血、疏肝和胃,以孙光荣扶正祛邪中和汤化裁治之。处方:

生晒参 10g	生黄芪 10g	紫丹参 10g
海螵蛸 10g	西砂仁 4g	大腹皮 10g
北柴胡 10g	蒲公英 12g	田基黄 10g
全瓜蒌 10g	法半夏 10g	广陈皮 7g
制厚朴 6g	大红枣 10g	

14 剂,水煎服,每日 1 剂,早晚分服。

2014 年 9 月 12 日　二诊

脉沉弦细,舌淡红有裂纹,苔白。胃胀痛明显缓解,纳可,食多则胃胀。

生晒参 10g	生黄芪 10g	紫丹参 10g
北柴胡 10g	法半夏 7g	广陈皮 7g

海螵蛸 10g	西砂仁 4g	大腹皮 10g
制厚朴 6g	蒲公英 12g	鸡骨草 10g
川郁金 10g	酒青皮 7g	菝葜根 10g
益母草 10g	大红枣 10g	全瓜蒌 10g

7剂,水煎服,每日1剂,早晚分服。

2014年10月10日 三诊

脉沉细,舌红,有齿痕,苔少。服药后,胃痛基本消失,胁胀明显缓解,左侧肢体仍觉稍凉。面色晦暗,小便异味。

生晒参 10g	生黄芪 10g	紫丹参 10g
北柴胡 10g	法半夏 7g	广陈皮 7g
海螵蛸 10g	西砂仁 4g	大腹皮 10g
制厚朴 6g	鸡骨草 10g	蒲公英 12g
菝葜根 10g	山慈菇 10g	制鳖甲 15g
川郁金 10g	酒青皮 7g	大生地 10g
大红枣 10g		

7剂,水煎服,每日1剂,早晚分服。

【按语】

该医案胃痛伴肝硬化病史,病机为正虚邪实,脾胃虚弱、气血不足为本,肝胃不和、气滞血瘀为标。治疗当分清标本缓急,先以益气养血、疏肝和胃为主,以缓解胃痛,再逐步转为清肝理气、软坚散结治疗肝硬化。

【解读】

四诊审证:脉沉弦细无力,舌淡,苔少。面色萎黄、晦暗,胃脘胀痛,饭后更甚,白痰,胸闷,背胀,胁胀,纳呆,略口干,无尿黄。审证为:气血不足、胃气阻滞、肝郁气滞。

审证求因:脉沉弦细无力、舌淡、苔少、面色萎黄,为气血不足之征;面色晦暗为气血不足、气虚血瘀所致;纳呆,结合舌脉,可除外湿邪为患,断为脾胃虚弱所致;胃脘胀痛、饭后更甚,白痰、胸闷、背胀为胃气阻滞、气机不畅所致;胁胀为肝气郁滞而致;肝硬化为肝气郁滞日久生瘀血所致。

求因明机:患者脾胃虚弱则纳呆,日久生化乏源,气血不足,则面色萎黄、脉沉弦细无力、舌淡、苔少;胃气阻滞,气机不畅,则生胃痛、胸闷、背胀等症;气滞津液运行不畅,则生白痰;肝气郁滞而生胁胀;肝气郁滞日久,气滞血瘀,结于肝脏而成肝硬化,可见面色晦暗。综合分析,其病机为脾胃虚弱→气血不足→胃气阻滞、肝气郁滞→气滞血瘀。脾胃虚弱、气血不足为本,肝胃不和、气滞血瘀为标。肝硬化为本,胃痛为标。

明机立法:根据所求之病机,确立治法以益气活血、疏肝和胃为主,先以缓解胃痛为第一步,再以治疗肝硬化随其后。

立法处方:根据所立之治法,确立以孙光荣扶正祛邪中和汤为主化裁。

处方用药:首诊方中,生晒参、生黄芪、紫丹参益气活血健脾,为君药组;海螵蛸、西砂仁、大腹皮、制厚朴下气和胃,为臣药组;全瓜蒌、广陈皮、法半夏理气化痰,北柴胡、蒲公英、田基黄理气清肝,为肝硬化而设,共为佐药组;大红枣健脾养血,为使药之用。全方共奏健脾益气活血、理气和胃清肝之功,药症相合,故能使胃痛缓解。二诊、三诊胃痛逐渐消失,遂逐步加大清肝理气、软坚散结之品,如郁金、鸡骨草、菝葜根、山慈菇、制鳖甲等,转为以治疗肝硬化为主,缓缓图之。

孙光荣扶正祛邪中和汤为孙光荣教授临证之基本方、常用方,为调畅和中之经典代表方。全方由生晒参、生黄芪、紫丹参、北柴胡、川郁金、制香附、法半夏、广陈皮、淡黄芩、大红枣、生姜片、生甘草组成,具有益气活血,疏肝解郁,清热化痰之功。

案 2 胃痛伴胆囊结石

中年男性,胃痛反复发作 5 年,有胃、十二指肠溃疡,胆囊结石病史,病机为脾胃虚寒、胆胃不和,以孙光荣健脾和胃方化裁健脾和胃、通络利胆而获效。

某男,46 岁。

主因"胃痛反复发作 5 年余"于 2014 年 4 月 10 日就诊。

望诊:舌淡红,苔少。2009 年北京某三级医院胃镜示:胃、十二指肠溃疡。

闻诊:无口臭。

问诊:胃脘隐痛,得热则缓,胃胀,双胁胀满,乏力,二便正常。既往胆囊结石病史 2 年。

切诊:脉弦细。揉按胃脘部则胃痛可减轻。墨菲征(±)。

此为脾胃虚寒、胆胃失和所致,治当温中健脾,利胆和胃,以孙光荣健脾和胃方化裁。处方:

太子参 15g	生黄芪 12g	紫丹参 7g
海螵蛸 10g	西砂仁 4g	高良姜 10g
制厚朴 6g	大腹皮 10g	延胡索 10g
北柴胡 10g	广橘络 10g	蒲公英 10g
海金沙 10g	金钱草 10g	

7 剂,水煎服,每日 1 剂,早晚分服。

2014 年 4 月 17 日　二诊

脉细,舌淡红,苔少。胃痛基本缓解,乏力减轻,轻微腰酸。略事加减,以资巩固。

太子参 15g	生黄芪 12g	紫丹参 7g
海螵蛸 10g	西砂仁 4g	高良姜 10g
制厚朴 6g	大腹皮 10g	延胡索 12g
北柴胡 10g	海金沙 10g	金钱草 10g
蒲公英 15g	广橘络 6g	川杜仲 12g
田三七 6g	鸡内金 6g	

7剂,水煎服,每日1剂,早晚分服。

【按语】

此患者胃痛反复发作5年余,有胃、十二指肠溃疡,胆囊结石病史,病机为脾胃虚寒、胆胃不和,治疗健脾和胃、通络利胆并行,故以孙氏健脾和胃方化裁,加疏肝利胆通络之品治疗。方中蒲公英为治疗胃炎、胆囊炎的常用药物。

【解读】

四诊审证:脉弦细,舌淡红,苔少。胃脘隐痛,喜揉喜按,得热则缓,胃胀,双胁胀满,乏力,二便正常。墨菲征(±)。既往胆囊结石病史。2009年友谊医院胃镜示:胃、十二指肠溃疡。审证为:气虚、脾胃虚寒、胃气阻滞、胆气不利。

审证求因:乏力、舌淡红、苔少,为气虚所致;胃脘隐痛、喜温喜按、胃胀,为脾胃虚寒所致;胁胀、墨菲征(±),结合胆囊结石病史,是为胆气不利所致。

求因明机:脾胃虚弱,中焦虚寒,致使胃失温养,再兼胆囊结石、胆气不利、胆气犯胃,胃气阻滞,而发生胃痛、喜温喜按、墨菲征(±)。脾胃虚弱日久,生化乏源而致气虚,则见乏力;胆气不利则见胁胀。舌淡红、苔少、脉弦小为气虚、胆气不利之征。综而观之,病机为脾胃虚寒→气虚→胆气不利→胃痛。脾胃虚寒为本,胆气不利为标。

明机立法:依据所求之病机,确立治法以温中健脾、益气和血、利胆和胃为主。

立法处方:根据所立治法,处方以孙光荣健脾和胃方化裁。

处方用药:首诊方中,太子参、生黄芪、丹参,益气和血健脾,为君药组;海螵蛸、西砂仁、高良姜温中和胃理气,为臣药组;制厚朴、大腹皮、延胡索理气止痛,为佐药组;北柴胡、广橘络、蒲公英疏肝利胆通络;海金沙、金钱草,化坚消石;此二组共为使药组。药证合拍,故能获效迅速,二诊时胃痛基本消失,遂对症略事加减以求巩固。

案 3　胃胀、呃逆

胃胀、呃逆反复发作 4 个月,因脾虚湿盛所致,故治疗以健脾益气化湿为主而取效,用药平和,而无辛燥、壅中之弊。

某男,47 岁。

主因"胃胀、呃逆反复发作 4 个月"于 2013 年 1 月 15 日就诊。

望诊:舌暗红,苔白腻。

闻诊:声低懒言。

问诊:神疲乏力,食则胃胀,呃逆失眠,多梦,自觉心中不宁。

切诊:脉弦滑无力。

此为脾虚湿盛,治疗当益气化湿健脾。处方:

西党参 12g	生黄芪 10g	紫丹参 10g
藿香叶 10g	佩兰叶 6g	玉米须 6g
芡实仁 15g	生薏米 15g	炒谷芽 15g
炒麦芽 15g	云茯神 12g	炒枣仁 10g
生龙齿 15g		

14 剂,水煎服,每日 1 剂,早晚分服。

服药 2 周后就诊,脉短滑,舌干红,苔微黄,腻苔消失,胃胀除、呃逆止,饮食正常,睡眠较前好转。仍有轻微乏力,继以益气养心之方治疗失眠。

【按语】

该患者以胃胀、呃逆反复发作 4 个月为主要表现,主因脾虚湿盛所致,故治疗健脾益气化湿为主。但方中祛湿用藿香、佩兰、生薏米、芡实,药性较为平和,未用苍术,因其太过辛燥。脾虚湿盛、纳呆胃胀,用药要防止壅中之弊,故不用甘草。

【解读】

四诊审证:脉弦滑无力,舌暗红,苔白腻。神疲乏力,声低懒言,食则胃胀,不痛,呃逆时作,纳呆,失眠多梦,自觉心悸不宁。审证为:气虚、湿、脾胃虚弱。

审证求因：纳呆、食则胃胀、呃逆时作，为病在脾胃，脾胃虚弱、胃失和降所致；神疲乏力、声低懒言、脉来无力，为气虚所致；脉弦滑、苔白腻为湿邪所生。

求因明机：脾胃虚弱则纳呆，胃失和降，致胃气阻滞则胃胀，胃气上逆动膈而呃逆。脾胃虚弱，生化乏源，气血不足，则神疲乏力、声低懒言、脉来无力；心神失养，则失眠多梦、心悸不宁。脾虚生湿，故脉弦滑，苔白腻。综合分析，其病机为脾胃虚弱→气虚→湿证→心神失养。脾胃虚弱为本，湿证为标。

明机立法：依据所求之病机，确立治法以健脾益气、化湿安神为主。

立法处方：依据所立之法，自拟组方。

处方用药：方中西党参、生黄芪、紫丹参健脾益气和血，为君药组；藿香叶、佩兰叶、玉米须化湿醒脾，为臣药组；芡实仁、生薏米、炒谷麦芽健脾和胃利湿，为佐药组；云茯神、炒枣仁、生龙齿养心安神镇惊，针对失眠多梦、心悸不宁而设，为使药组。全方益气活血、健脾除湿，兼顾养心安神，针对患者病症，照顾全面，故能使胃胀、呃逆较快消除。

案 4　胃脘不适伴寐差噩梦

该医案主诉为"胃脘不适 5 个月",伴寐差多梦,为脾胃虚寒、心神失养所致,治以温补脾胃,养心安神,以孙光荣健脾和胃方、归脾汤加减获效。

某女,43 岁。未婚

主因"胃脘不适 5 个月"于 2013 年 5 月 17 日就诊。

望诊:舌淡,苔白腻。面色少华。

闻诊:少气懒言。

问诊:胃脘不适,喜热饮,寐差,噩梦纷纭。既往慢性胃炎、高脂血症病史。

切诊:脉细。胃脘按之不痛。

此为脾胃虚寒、心神失养,治当温补脾胃,养心安神。以孙氏健脾和胃方、归脾汤加减治疗,处方:

太子参 15g	生黄芪 10g	紫丹参 10g
乌贼骨 10g	西砂仁 4g	高良姜 10g
云茯神 12g	炒枣仁 12g	生龙齿 15g
制首乌 12g	龙眼肉 10g	生甘草 5g

14 剂,水煎服,每日 1 剂,早晚分服。

2013 年 5 月 31 日　二诊

脉细稍数,舌淡红,苔略黄。服药后,胃脘不适症状消失。寐差减轻。近日因感冒而见咽痛。

西洋参 10g	生黄芪 7g	紫丹参 10g
佩兰叶 10g	金银花 10g	木蝴蝶 10g
云茯神 12g	炒枣仁 12g	延胡索 10g
蒲公英 12g	大生地 10g	生甘草 5g

14 剂,水煎服,每日 1 剂,早晚分服。

【按语】

该患者脾胃虚寒,又心神失养,胃不和则卧不安是也,故治疗当两者兼顾,治胃为主,兼顾治心,以孙光荣健脾和胃方、归脾汤合方化裁治疗,一诊即效。

【解读】

四诊审证：脉细，舌淡，苔白腻，胃脘不适，不痛，喜热饮，面色少华，少气懒言，寐差，噩梦纷纭。既往高脂血症病史。审证为气血不足、脾胃虚寒、心神失养证。

审证求因：胃脘不适、不痛、喜热饮、舌淡、苔白腻，为脾胃虚寒，兼有湿象；少气懒言、脉细为气虚；面色少华、寐差、多梦，为脾失健运、心神失养。

求因明机：患者长期慢性胃炎病史，以胃脘不适就诊，脾胃虚寒，胃失所养，则胃脘不适、喜热饮、舌淡；脾虚而水湿失运，则见腻苔；脾胃虚弱而气血化生不足，则见面色少华、少气懒言、脉细；气血不足，心失所养，则见寐差、多梦。综而观之，其病机为：脾胃虚寒→气血不足→心神失养。脾胃虚寒为本，心神失养为标。

明机立法：根据病机，所立治法以温补脾胃，养心安神为主。

立法处方：根据所立之治法，以孙光荣健脾和胃方、归脾汤为主加减治疗。

处方用药：首诊方中，太子参、生北芪、紫丹参健脾益气活血，为君药组；乌贼骨、西砂仁、高良姜温胃和中，为臣药组。云茯神、炒枣仁、生龙齿养心安神镇惊，为佐药组。对于失眠多梦者，孙光荣教授多用此药组。龙眼肉、制首乌、生甘草补益心脾，养血安神，甘草调和诸药，为使药组。诸药合用，脾胃与心神同调，共奏温补脾胃、养心安神之功，故能一诊即胃脘不适消失，寐差缓解。二诊时，患者外感咽痛，夹有标证，故加用木蝴蝶、金银花等治标之药，表里同治，两相兼顾。

案5 胃 胀

该医案患者主诉为"胃胀1.5年",伴有便稀,得之于脾胃虚寒、胃气阻滞,治疗以孙光荣健脾和胃方加减温中和胃而取效。

某女,58岁。

主因"胃胀1.5年"于2014年2月27日就诊。

望诊:舌淡红,苔薄白而少。

闻诊:懒言。

问诊:胃胀,得热则缓,乏力,气短,纳差,大便三日一行,质稀。既往糜烂性胃炎、反流性食管炎病史。慢性淋巴细胞性甲状腺炎(桥本病)6年,现甲状腺功能正常。

切诊:脉细涩。

此为中焦运化失常,治当温中健脾、和胃理气,以孙光荣健脾和胃方化裁。处方:

生晒参 10g	生黄芪 10g	紫丹参 10g
海螵蛸 10g	西砂仁 4g	高良姜 10g
生山楂 10g	炒谷芽 15g	炒麦芽 15g
大腹皮 10g	炒枳壳 6g	制厚朴 6g
炒神曲 15g	大红枣 10g	

14剂,水煎服,每日1剂,早晚分服。

2014年3月11日 二诊

脉细涩无力,舌淡红,苔少。服前方后胃胀消失,大便稍成形,目蒙。

生晒参 10g	生黄芪 10g	紫丹参 10g
海螵蛸 10g	西砂仁 4g	高良姜 10g
大腹皮 10g	炒枳壳 6g	制厚朴 6g
生山楂 10g	炒谷芽 15g	炒麦芽 15g
炒神曲 15g	大红枣 10g	鸡内金 6g
谷精草 10g		

7剂,水煎服,每日1剂,早晚分服。

【按语】

该患者胃胀年余,得之于脾虚气弱、中焦运化失常,治疗当以孙光荣健脾和胃方加减温中和胃为主。大便稀溏、不成形时,每多加用炒神曲,取健脾燥湿之义。如《药品化义》所言:"神曲,味甘,炒香,香能醒脾,甘能洽胃,以此平胃气,理中焦,用治脾虚难运,霍乱吐逆,寒湿泄泻……"。

【解读】

四诊审证:脉细涩,舌淡红,苔薄白、少。乏力,气短,纳差,胃胀,得热则缓,大便三日一行,质稀。胃镜:糜烂性胃炎,反流性食管炎。桥本病6年。中焦运化失常,责之在气、脾。审证为气虚、气滞、虚寒证。

审证求因:乏力、气短、脉细涩、舌淡红、苔薄白少,为气血不足所致;纳差、大便三日一行、质稀,为脾胃虚弱所致;胃胀、得热则缓,为脾胃虚寒、胃气阻滞所致。

求因明机:脾胃虚寒,胃气阻滞,则胃胀、得热则缓、纳差;脾胃虚弱日久,气血生化不足,则见乏力、气短、脉细涩、舌淡红、苔薄白少;气虚推动无力,则大便三日一行;脾胃虚弱,水湿内生,则见大便稀。综而观之,其病机为:脾胃虚寒→气血不足→胃气阻滞。脾胃虚寒为本,胃气阻滞为标。

明机立法:依据所求之病机,确立治法以温中益气、健脾和胃、理气除胀为主。

立法处方:根据所立之治法,处方以孙光荣健脾和胃方化裁治之。

处方用药:首诊方中,生晒参、生黄芪、紫丹参健脾益气和血,为君药组;海螵蛸、西砂仁、高良姜温中和胃,大腹皮、炒枳壳、制厚朴理气除胀,共为臣药组;生山楂、炒谷芽、炒麦芽、炒神曲健脾开胃化湿,针对纳差、大便稀而设,为佐药组;大枣健脾养血,为使药。全方共奏温中益气、健脾和胃、理气除胀之功,药证合拍,故能一诊即效。二诊时,胃胀已除,大便较前成形,故守方治疗;因有目蒙,故对症加谷精草。

案6 老 年 便 秘

老年男性,便秘半年多,病机为气血不足,津液亏虚,治疗以益气润肠、增液通便取效,所用药物平和,标本同治,疗效持久。

某男,79 岁。

主因"便秘半年多"于 2012 年 8 月 3 日就诊。

望诊:舌淡,苔少。大便如羊粪球。

问诊:大便秘结,便次频而艰难。口干,腹胀。2011 年 11 月行直肠息肉切除术。

切诊:脉弦细。

此为便秘,证属气血不足、津亏肠燥,治当补益气血、增液润肠,宗黄芪汤、增液汤之义而治之。处方:

太子参 12g	生黄芪 15g	紫丹参 10g
嫩龙葵 12g	大腹皮 12g	大红枣 10g
鸡内金 6g	麦门冬 15g	天门冬 15g
火麻仁 10g	郁李仁 10g	

7 剂,水煎服,每日 1 剂,早晚分服。

2012 年 8 月 31 日　二诊

脉弦细,舌淡红,苔少。服药后,球状大便已经消失,大便变软,腹胀消失。继治同前。

太子参 12g	生黄芪 15g	紫丹参 10g
嫩龙葵 12g	大腹皮 12g	大红枣 10g
鸡内金 6g	麦门冬 15g	天门冬 15g
火麻仁 10g	郁李仁 10g	炒枳壳 6g
车前子 10g		

7 剂,水煎服,每日 1 剂,早晚分服。

此后间或服药,随访 1 年,便秘未再复发。

【按语】

该老年患者便秘半年多,为气血不足,津液亏虚所致,如《医宗必读·大便不通》说："有老年津液干枯,妇人产后亡血,及发汗利小便,病后血气未复,皆能秘结"。处方仿黄芪汤、增液承气汤之义而制之。因年老之人,正气已不足,故便秘尽量不用大黄、芒硝之属,而以增水行舟、润肠通便为主。

【解读】

四诊审证:脉弦细,舌淡苔少。大便秘结,便次频而艰难,如羊粪球。口干,腹胀。2011年11月直肠息肉切除术。审证为气血不足、津液亏虚。

审证求因:舌淡,或为气血不足,或为阳虚内寒,该患者口干、苔少,舌质不胖大,脉弦细,可除外阳虚内寒。口干为津液不足;大便秘结如羊粪球,为肠道津亏失润,传导不能所致。

求因明机:津液亏虚,则口干、苔少;津亏肠道失润,气虚大肠传导无力,则大便秘结,便次频而艰难,如羊粪球;粪便干结停于肠道,气机不畅则腹胀。其病机为:气血不足、津液亏虚→大肠传导失司。气血不足、津液亏虚为本,便秘为标。

明机立法:根据所求之病机,确立其治法为益气和血、增液润肠。

立法处方:依据所立之治法,处方以黄芪汤、增液承气汤之义化裁。

处方用药:首诊方中,太子参、生黄芪、紫丹参,重用黄芪,益气和血,为君药组;麦门冬、天门冬、大腹皮,增液行气,滋润肠道,推动大便下行,且大腹皮理气除腹胀为臣药组;火麻仁、郁李仁、龙葵润肠通便,为佐药组;鸡内金、大枣健脾和胃养血,为使药组。全方共奏益气润肠、增液通便之功。二诊时,便秘已消失,故略事加减,巩固疗效。治疗求本,故疗效持久。

心 脑 病

案1 每至夏季心悸胸闷

患者每至夏季心悸胸闷反复发作14年,病机以气阴不足、湿邪困阻为主,治疗以孙光荣胸痹汤为基础方化裁益气养阴、化湿理气而获效。

某男,33岁。

主因"每至夏季心悸胸闷反复发作14年"于2012年7月12日就诊。

望诊:舌淡红有齿痕,苔白略腻。

闻诊:言语正常,口中无异味。

问诊:患者每至夏季则易心悸胸闷,活动以后尤为明显,至秋季后可自行缓解。期间曾服用益气养阴、宽胸理气等中药及生脉饮、参松养心胶囊及活血化瘀类成药(具体不详),无显著效果。现患者略感乏力身困,心悸,口黏,纳食一般,睡眠不安,大便不爽。既往食凉则易腹泻。

切诊:脉略细。

此为气阴不足,湿邪内阻。治当以益气养阴化湿为主,孙光荣胸痹汤化裁,处方:

太子参15g	生北芪12g	紫丹参10g
麦门冬15g	五味子3g	灵磁石5g
云茯神12g	炒枣仁12g	广陈皮7g
法半夏7g	藿香叶6g	佩兰叶6g
滑石粉10g	生甘草6g	

7剂,水煎服,每日1剂,早晚分服。

2012年7月20日 二诊

服上方后,心悸胸闷明显减轻,睡眠安,仍稍乏力,舌淡红有齿痕,苔白略腻,脉略细。前方加炒扁豆15g。

太子参 15g	生北芪 12g	紫丹参 10g
麦门冬 15g	五味子 3g	灵磁石 5g
云茯神 12g	炒枣仁 12g	广陈皮 7g
法半夏 7g	藿香叶 6g	佩兰叶 6g
滑石粉 10g	炒扁豆 15g	生甘草 6g

7剂,水煎服,每日1剂,早晚分服。

2012年7月27日　三诊

服上方后,心悸胸闷基本消失,周身已不困倦,纳眠安,舌淡红有齿痕,苔白略腻,脉略细。效不更方,继服7剂,以资巩固。

【按语】

该患者心悸胸闷,脉细,气阴不足不难诊断,但为何之前服用生脉等辈效果不显著?盖因忽视了"夏季""湿邪"这两个令病情反复发作的时间点和致病邪气。时令病需加用时令药,因此处方在益气养阴基础上加用化湿理气之品,而得立竿见影之效。

【解读】

四诊审证:患者每至夏季则易心悸胸闷,活动以后尤为明显,至秋季后可自行缓解。期间曾服用生脉饮、参松养心胶囊及活血化瘀类成药(具体不详),无明显效果。现患者略感乏力身困,气短,心悸胸闷,口黏,纳食一般,睡眠不安,大便不爽,舌淡红有齿痕,苔白略腻,脉略细。既往食凉则易腹泻。审证为:气阴不足,湿邪困阻。

审证求因:身困、口黏、大便不爽、苔腻为湿邪困阻所致;纳食一般、食凉易腹泻、舌有齿痕为脾胃虚弱所致;乏力,气虚、湿困皆可致之;心悸胸闷,气阴两虚、阳虚、血瘀、气滞、湿阻均可导致,但唇不暗、脉不涩、不恶寒,可除外心血瘀阻、心阳不振等,结合夏季加重,其余季节不发作,可断为湿邪内阻所致,结合脉细、乏力、气短,可断为气阴两虚所致;睡眠不安为心失所养。

求因明机:患者心悸胸闷,病位在心;纳食一般、食凉易腹泻,病位在脾胃。脾胃素虚,则食凉易腹泻、纳食一般;心气不足,脾虚运化水湿失常,湿邪内阻,兼之夏季暑湿为盛,外湿、内湿合邪,困阻心阳,气机不畅则心悸胸闷夏季加重、身困、口黏、大便不爽;脾胃虚弱生化不足则气虚,兼有湿困,故见乏力气短;心气不足、脾虚不能养心,则见心悸、睡眠不安;舌淡红有齿痕、苔白略腻为气虚湿阻之征;脉细为气阴不足。综合分析,此患者病机为脾胃虚弱、心气不足→气阴不足、湿邪内生→内外合湿→心失所养、气机不畅。心脾两虚为本,湿邪困阻为标。气阴不足、湿邪困阻为本,心悸胸闷为标。

明机立法:患者心悸胸闷夏季加重,就诊时正为夏季,故可标本兼顾,重在其标,待标证缓解后,再固其本。治法以益气养阴化湿为主。

立法处方:根据所立之法,处方以孙光荣胸痹汤化裁。

处方用药:首诊方中,太子参、生黄芪、紫丹参健脾益气、养阴和血,为君药组。麦门冬、五味子、生磁石养心阴、安心神,广陈皮、法半夏理气化湿,共为臣药组。藿香叶、佩兰叶芳香化湿,配合滑石粉、生甘草清利暑湿;云茯神、炒枣仁养心安神;共为佐药组。生甘草清热健脾和胃,又为使药之用。全方共奏益气养阴、化湿理气之功,甚合病机,故得效迅捷,二诊时即心悸胸闷明显减轻,加用炒扁豆健脾化湿,三诊时症状已基本消失,故守方巩固。

孙光荣胸痹汤,全方由生晒参、生黄芪、紫丹参、麦门冬、法半夏、广陈皮、五味子、灵磁石、生甘草组成,具有益气养阴、泻热化痰、敛阴镇心之功效,适用于凡心脏疾患诸如冠心病、不明原因的胸闷、心悸、期前收缩、房颤、心脏神经官能症等辨证属气阴不足、痰瘀阻滞者。

案 2 胸闷 1 年多

该患者车祸诱发心梗,在支架术后出现胸闷,已 1 年多。辨证为气虚血瘀、痰热痹阻,治疗宗瓜蒌薤白白酒汤之法益气活血、化痰清热而取效。

某男,52 岁。

因"胸闷 1 年多"于 2013 年 1 月 8 日就诊。

望诊:面色少华。舌绛,苔黄略腻。

闻诊:声低气短。

问诊:2011 年,车祸后头颅多处骨折,期间诱发心梗,在某三甲心血管专科医院行冠状动脉支架植入术,术后一直胸闷,行抗凝、降脂等治疗,未见明显改善。现胸闷,心悸,活动后加重,失眠,自汗,盗汗,乏力,口干。车祸之前高血压病史,车祸后血压一直偏低,已停服降压药。

切诊:脉细涩。

此为气虚血瘀,痰热痹阻。治疗当益气活血,清热化痰,宗瓜蒌薤白白酒汤化裁,处方:

西党参 15g	生黄芪 10g	紫丹参 10g
全瓜蒌 10g	薤白头 10g	川郁金 10g
云茯神 12g	炒枣仁 12g	龙眼肉 10g
浮小麦 15g	麻黄根 10g	生甘草 5g

7 剂,水煎服,每日 1 剂,早晚分服。

2013 年 1 月 15 日 二诊

脉细稍涩,舌暗,苔薄黄,腻苔已退。失眠好转,原来 3 个多小时才能睡着,现在半个多小时即可入睡。心悸明显减轻,胸闷已不明显,口干减轻,仍出汗,无自觉发热。增加敛汗(阴)之力。

西洋参 10g	生黄芪 10g	紫丹参 10g
全瓜蒌 10g	薤白头 10g	川郁金 10g
云茯神 12g	炒枣仁 12g	龙眼肉 10g
浮小麦 15g	麻黄根 10g	珍珠母 12g
制鳖甲 12g	生甘草 5g	

7 剂,水煎服,每日 1 剂,早晚分服。

【按语】

该患者胸闷得之于严重外伤诱发心梗之后，虽经治疗，正气未复，痰瘀邪气未除，故治疗侧重标本兼治，益气活血同时，用瓜蒌薤白白酒汤去白酒，加川郁金，以化痰清热、理气宽胸；辅以安神敛汗。辨证恰当，用药精当，故能一击而中。

【解读】

四诊审证：2011年，车祸后头颅多处骨折，期间诱发心梗，在某三甲心血管专科医院行冠状动脉支架植入术，术后一直胸闷，经治疗未见明显改善。现脉细涩，舌绛，苔黄略腻。面色少华，声低气短。胸闷，心悸，活动后加重。失眠，自汗，盗汗，乏力，口干。审证为气虚血瘀，痰热痹阻。

审证求因：乏力、自汗、盗汗、脉细、活动后胸闷加重为气虚所致；心悸、脉涩，为血瘀所致；心悸、失眠为心失所养；舌绛、苔黄腻为痰热所致。胸闷一症，可因多种因素所致，结合患者舌脉、病史（心梗支架术后引起），可判断为始于气虚，兼夹血瘀、痰热等因素。

求因明机：患者车祸后外伤严重，正气大伤。本已气虚，气虚不能行血，可致血瘀而诱发心梗。支架植入术后，气虚血瘀不解，兼之痰热痹阻心脉，故而致胸闷不除。气虚明显，故可见面色少华、声低气短、乏力，活动后气虚更甚，故而胸闷加重。气虚不能固汗，故见自汗盗汗，心失所养，故见心悸、失眠；痰热为患，则见舌绛、苔黄腻；热邪伤阴，则见口干。脉细涩，为气虚血瘀之征。综合分析，其病机为气虚→血瘀、痰热。气虚为本，血瘀、痰热为标；气虚痰瘀为本，胸闷为标。

明机立法：根据所析之病机，确立其治法以益气活血化痰为主。

立法处方：根据所立之法，确立其处方以瓜蒌薤白白酒汤为主化裁。

处方用药：首诊方中，西党参、生黄芪、紫丹参益气活血，为君药组。全瓜蒌、薤白头、川郁金化痰清热、理气宽胸，为臣药组。云茯神、炒枣仁、龙眼肉养心安神，为佐药组。浮小麦、麻黄根、生甘草止汗，为使药组。全方共奏益气养血、化痰清热、理气宽胸之功，与病机相合，故二诊时胸闷、失眠、口干均大为缓解，唯仍出汗，因腻苔已退，故加制鳖甲、珍珠母等，以增大养阴敛汗之力。

案3 风湿性心脏病

患者风湿性心脏病 20 余年,以"胸闷喘憋反复发作,伴双下肢水肿"为主要表现,辨证为正虚邪实,正虚为心之阴阳不足,邪实为血瘀水停,治疗以孙光荣胸痹汤化裁而获效。

某女,57 岁。

主因"胸闷喘憋反复发作 20 余年,加重伴双下肢水肿 1 个月余"于 2012 年 11 月 16 日就诊。

望诊:舌绛,苔少。二尖瓣面容,口唇紫暗。

闻诊:气短声低。

问诊:患者 20 年前于感冒后出现胸闷、咳嗽、喘憋,伴有心悸气短等,但无下肢水肿。在当地医院就诊,查 ASO、RF 及心电图、胸部 X 线等,诊断为"风湿性心瓣膜病,二尖瓣狭窄"。予西药治疗,病情基本控制。后每于感冒后发作。近一个月来胸闷喘憋,并出现双下肢水肿。到北京某心脏专科医院就诊,超声心动图显示:"风湿性心脏病,风湿性心瓣膜病,二、三尖瓣狭窄伴反流""二尖瓣钙化点""二尖瓣瓣口面积 1cm²"。伴有房颤、高血压病史。医院建议行二、三尖瓣修补、置换术,患者不愿接受,求治于中医。就诊时见:乏力,气短,畏冷,胸闷憋喘,动则尤甚,夜间难以平卧,食欲不振,双下肢中度可凹性水肿。

切诊:脉细缓无力,三五不调。

查体:血压 120/80mmHg,心率 90 次 /min,颈静脉怒张,全心扩大,心音强弱不等,律绝对不齐,心尖可闻全期杂音。

此为风湿性心脏病,中医属心痹,辨证为本虚标实,阴阳两虚,血瘀水停。治疗当阴阳同调,活血利湿,以孙光荣胸痹汤加减,处方:

西洋参 12g	生黄芪 10g	紫丹参 10g
麦门冬 12g	五味子 3g	生磁石 5g
菝葜根 10g	珍珠母 15g	净水蛭 3g
路路通 10g	生薏米 15g	芡实仁 15g
连翘壳 6g	云茯神 12g	炒枣仁 12g
川桂枝 5g	生甘草 5g	

7 剂,水煎服,每日 1 剂,早晚分服。

2012 年 11 月 23 日　二诊

脉细涩,舌暗淡,苔少,有津。服前方后乏力气短减轻,可平卧数分钟,二尖瓣面容由暗紫色变为深红色,唇色暗紫减轻,水肿消失。继治同前。

西洋参 12g	生黄芪 10g	紫丹参 10g
麦门冬 12g	五味子 3g	生磁石 5g
路路通 10g	生薏米 15g	芡实仁 15g
菝葜根 10g	珍珠母 15g	净水蛭 3g
连翘壳 6g	云茯神 12g	炒枣仁 12g
川桂枝 3g	灯心草 3g	生甘草 5g

7 剂,水煎服,每日 1 剂,早晚分服。

2012 年 11 月 30 日　三诊

脉细涩,舌红苔少。服前方后诸症明显改善。面颊部颜色已变淡,无水肿,可平卧半个小时左右。血压正常。

西洋参 12g	生黄芪 10g	紫丹参 10g
麦门冬 12g	五味子 3g	生磁石 5g
龙眼肉 10g	云茯神 15g	炒枣仁 15g
路路通 10g	净水蛭 3g	菝葜根 10g
上肉桂 1g	川桂枝 6g	连翘壳 6g
灯心草 3g	生甘草 5g	

7 剂,水煎服,每日 1 剂,早晚分服。

　……

2012 年 12 月 28 日　五诊

脉细稍涩,舌绛苔少。现无明显不适,夜间已能平卧入睡。

西洋参 12g	生黄芪 10g	紫丹参 10g
麦门冬 12g	五味子 3g	生磁石 5g
龙眼肉 10g	云茯神 15g	炒枣仁 15g
川桂枝 5g	净水蛭 3g	菝葜根 10g
生薏米 20g	芡实仁 15g	连翘壳 6g
灯心草 3g	上肉桂 1g	生甘草 5g

7 剂,水煎服,每日 1 剂,早晚分服。

【按语】

风湿性心脏病属疑难病,可参考中医"心痹"诊治。其病因为风寒湿热等邪反复侵袭人体,内舍于心,日久损伤心气脉络,而成心痹。病机主要是正虚邪实,虚实夹杂,正虚以心之气、阴、阳不足为主,邪实以痰瘀水湿互结为要。因此,处方用药当针对此正虚邪实而设,以孙光荣胸痹汤灵活加减。另外,风湿性心脏病中,瓣叶的纤维化增厚、钙化等病理因素,可归属于中医之"痰""瘀"范畴而治疗用药。

【解读】

四诊审证:脉细缓无力,三五不调,舌绛,苔少。乏力气短畏冷,胸闷憋喘,动则尤甚,夜间难以平卧,纳食不振,双下肢中度可凹性水肿。审证为:阴阳两虚,血瘀水停。

审证求因:脉细缓无力、三五不调、乏力气短、畏冷为阳气不足;舌绛苔少为阴虚之征;二尖瓣面容、口唇紫暗为血瘀之象;胸闷憋喘,原因多端,结合患者病史、病程,可除外外感、不内外因,推定为正虚邪实。正虚为心阴阳不足,邪实为血瘀水停。下肢水肿为水湿停聚。

求因明机:心痹日久,外邪反复诱发,伤及心之阴阳。阳气不足,则乏力气短畏冷,无力推动血行而血瘀,心主血脉功能失职,则见脉细缓无力、三五不调,胸闷憋喘,动则尤甚,二尖瓣面容,口唇紫暗。阳虚血瘀,津液气化功能受阻,水湿停聚,聚于下肢,则下肢水肿,阻于脾则食欲不振,犯于心肺,胸闷憋喘,夜间难以平卧。心阴虚,则见舌绛,苔少。综合分析,其病机为心痹日久→心阴阳不足→血瘀→水停→胸闷憋喘。心之阴阳不足为其本,血瘀水停为其标。

明机立法:根据所析之病机,确立治法为扶正祛邪,扶正以益心之气、阴、阳为主,祛邪以活血利湿为主。

立法处方:依据所立之治法,处方以孙光荣胸痹汤为主化裁。

处方用药:首诊方中,西洋参、生黄芪、紫丹参益气活血,麦门冬、五味子、生磁石养阴镇心,二组相合,共为君药组。菝葜根、珍珠母、净水蛭软坚散结、活血通络。另外,孙光荣教授认为二尖瓣钙化点,属于"痰瘀"的范畴,以此三联药组软坚散结也是针对钙化点而用的。路路通、生薏米、芡实仁利水通络除痹。此二组药,共为臣药组。云茯神、炒枣仁养心安神,与生磁石、珍珠母相配,安神之力愈增,少量川桂枝振奋心阳、温通阳气,并可矫正水蛭之腥味,为佐药组。连翘壳清心经之热,入心经,生甘草调和诸药,共为使药。全方虚实兼顾,配伍得当,故二诊时憋喘症状已有缓解,水肿消失,效不更方,仅加灯心草引经报使。三诊时,已可平卧半个小时,病情进一步缓解,加龙眼肉增强养心之力。五诊时憋喘消失,夜间已能平卧睡眠,故继续治疗以资巩固。

案4 五迟（1）

五迟证，病发于肠炎高热之后，不能言语，无法站立、行走。辨证属肝肾亏虚，气血不足，湿热未尽，宗筋失养。治以补益肝肾，荣筋活络，清热祛湿，处方宗虎潜丸义，久治取效。

某女，6岁。

主因"不能言语、不能站立、不能行走、智力低下4年"于2011年7月10日就诊。

望诊：舌红，苔黄。独自不能站立，手扶物体时不能站直。牙齿稀疏。

闻诊：不能言语。

问诊：患儿2岁（2007年）时患肠炎高热之后逐渐出现发育迟缓，在当地诊断为"小儿脑瘫"，以针灸治疗，效果不明显。现不能行走，智力低下，纳眠可，二便调。

切诊：脉细。

此为五迟证，病机为肝肾亏虚，宗筋失养，湿热未尽。治法以补益肝肾，荣筋活络，清热祛湿为主，宗虎潜丸之义而制方。处方：

生晒参 10g	生黄芪 7g	紫丹参 7g
金毛狗脊 10g	川杜仲 10g	川牛膝 7g
伸筋草 7g	阿胶珠 5g	蒲公英 7g
生甘草 5g		

7剂，每日1剂，水煎服，早晚分服。

2011年7月22日 二诊

脉细，舌红，苔黄。现能说出含混不清的词语，不能站立，扶物可迈步，但仍不能站直，下肢屈伸不利。处方：

生晒参 10g	生黄芪 7g	紫丹参 7g
金毛狗脊 10g	川杜仲 10g	川牛膝 7g
伸筋草 7g	阿胶珠 5g	蒲公英 7g
佩兰叶 5g	鹿角霜 3g	大红枣 10g
生甘草 5g		

7剂，每日1剂，水煎服，早晚分服。

2011 年 8 月 12 日　三诊

脉细涩,舌红,苔少。服前方后继续好转。已能基本立起开步,蹒跚行走,但腰髋无力。病情继续好转,上方加老刀豆以健脾祛湿,补后天以固先天。

生晒参 10g	生黄芪 7g	紫丹参 5g
金毛狗脊 10g	川杜仲 10g	川牛膝 10g
伸筋草 10g	阿胶珠 6g	佩兰叶 5g
鹿角霜 3g	刀豆子 10g	大红枣 10g

14 剂,每日 1 剂,水煎内服,早晚分服。

2011 年 8 月 26 日　四诊

脉细,舌红,苔黄稍腻。服前方后已能站立,缓行;能简短言谈;仍蹒跚,无力。增强健脾强筋、祛风通络、化湿之功。

生晒参 10g	生黄芪 7g	紫丹参 5g
金毛狗脊 10g	川杜仲 10g	川牛膝 10g
伸筋草 10g	阿胶珠 6g	刀豆子 10g
大红枣 10g	佩兰叶 5g	鹿角霜 3g
桑寄生 7g	宣木瓜 6g	

28 剂,每日 1 剂,水煎内服,早晚分服。

2011 年 9 月 23 日　五诊

脉沉细涩,舌淡,苔薄白。服前药后继续好转,现腰能伸而膝尚不能伸,能言,易困,干呕。

生晒参 10g	生黄芪 7g	紫丹参 5g
川杜仲 10g	川牛膝 10g	金毛狗脊 10g
刀豆子 10g	桑寄生 10g	伸筋草 10g
干鹿筋 3g	姜半夏 5g	广陈皮 5g
生甘草 5g	麦门冬 10g	

28 剂,每日 1 剂,水煎内服,早晚分服。

同时服用右归丸(大蜜丸),每次半丸,每日两次。

2011 年 10 月 21 日　六诊

脉细,舌红,苔少。服前方后继续好转,现能言但吐词不清,能行但右下肢痿而跛,需人扶持而走,已能自己独立坐稳。

生晒参 10g	生黄芪 7g	紫丹参 6g

金毛狗脊 10g	川杜仲 10g	川牛膝 10g
桑寄生 10g	伸筋草 10g	干鹿筋 3g
刀豆子 10g	制首乌 7g	北枸杞 10g
生甘草 3g		

21 剂，水煎服，每日 1 剂，早晚分服。

2011 年 11 月 18 日　七诊

脉弦细，舌红，苔少。服前方后，语言较前清晰，能蹒跚而行，但仍弯腰，纳食稍差，眠可。

生晒参 10g	生黄芪 9g	紫丹参 7g
川杜仲 10g	川牛膝 10g	金毛狗脊 10g
刀豆子 10g	伸筋草 10g	制首乌 10g
龟甲胶 7g	鹿角霜 6g	山茱萸 6g
炒谷芽 15g	炒麦芽 15g	鸡内金 6g
生甘草 3g	大红枣 10g	

20 剂，水煎服，隔日一剂，早晚分服。

2012 年 1 月 6 日　八诊

脉弦细，舌红，苔花剥，服前方后，语言较前清晰，能独自站立、起坐，坐小凳子已不用人扶，但步行仍蹒跚，腰臀无力。服上次药后，口唇起小红点，停药后消失。

生晒参 8g	生黄芪 7g	紫丹参 7g
川杜仲 10g	川牛膝 10g	金毛狗脊 10g
刀豆子 10g	伸筋草 10g	山茱萸 5g
鸡内金 6g	炒谷芽 10g	炒麦芽 10g
龟甲胶 7g	鹿角霜 3g	大红枣 7g

28 剂，水煎服，每日 1 剂，早晚分服。

2012 年 3 月 2 日　九诊

脉细小，舌红，苔少。服前方后进一步好转，现偶有晨起干呕。

生晒参 9g	生黄芪 8g	紫丹参 7g
川杜仲 10g	川牛膝 10g	金毛狗脊 10g
刀豆子 10g	伸筋草 10g	山茱萸 3g
龟甲胶 10g	鹿角霜 3g	巴戟天 3g

姜半夏 7g	广陈皮 7g	大红枣 10g

28 剂,水煎服,每日 1 剂,早晚分服。

2012 年 4 月 20 日　十诊

脉细,舌红,苔稍黄。五迟。服前方后语迟、行迟均改善,已能计算 10 以内加减法,能背唐诗。

生晒参 8g	生黄芪 7g	紫丹参 7g
川杜仲 10g	川牛膝 10g	金毛狗脊 10g
刀豆子 10g	伸筋草 10g	巴戟天 2g
龟甲胶 10g	鹿角霜 3g	山茱萸 5g
大红枣 10g		

14 剂,水煎服,隔日 1 剂,早晚分服。

同时,以猪棒骨 300g 熬服,每周 1 次。

2012 年 5 月 10 日　十一诊

脉细,舌红,苔黄。走平道已不需要人扶持,但仍摇摆。扶着栏杆能自行上下楼梯,言语较前流利,思维较前敏捷,握笔写字已有力。

西洋参 9g	生黄芪 9g	紫丹参 7g
川杜仲 10g	川牛膝 10g	金毛狗脊 10g
刀豆子 10g	伸筋草 9g	蒲公英 10g
干鹿筋 6g	桑寄生 7g	路路通 10g
生甘草 3g		

14 剂,水煎服,隔日一剂。

2012 年 5 月 18 日　十二诊

脉细,舌红,苔少。服前方后,言语、站立、步行均有好转。但行走时屈膝,牙齿未换齐。记忆力不足。

生晒参 8g	生黄芪 8g	紫丹参 7g
川杜仲 10g	川牛膝 10g	金毛狗脊 10g
刀豆子 10g	伸筋草 10g	龟甲胶 10g
山茱萸 5g	大红枣 10g	松节 3g
制远志 5g	石菖蒲 5g	干鹿筋 5g
生甘草 3g		

14 剂,水煎服,每日 1 剂,早晚分服。

2012 年 6 月 15 日　十三诊

脉细,舌红,苔少。服前方后病情稳定,行走已稍能伸直双腿。

生晒参 8g	生黄芪 8g	紫丹参 8g
川杜仲 10g	川牛膝 10g	金毛狗脊 10g
伸筋草 8g	干鹿筋 5g	刀豆子 10g
龟甲胶 10g	络石藤 8g	生甘草 5g
大红枣 10g	鸡内金 5g	

14 剂,水煎服,隔日一剂,早晚分服。

2012 年 8 月 3 日　十四诊

脉细,舌淡红,苔白腻。五迟。服前方后,发音较前清晰,能行走,但髋、膝关节仍无力,能算简单算术,写简单汉字及拼音。

生晒参 9g	生黄芪 9g	紫丹参 7g
川杜仲 10g	川牛膝 10g	金毛狗脊 10g
伸筋草 9g	刀豆子 10g	干鹿筋 6g
桑寄生 8g	络石藤 8g	鸡内金 5g
大红枣 10g	阿胶珠 6g	生甘草 3g
松节 10g		

14 剂,水煎服,隔日 1 剂,早晚分服。

2012 年 8 月 31 日　十五诊

脉细涩,舌红,有散在斑点,苔白。五迟。服前方后语言清晰,能稍直立行走。但仍齿迟,口干。

西洋参 9g	生黄芪 9g	紫丹参 7g
川杜仲 10g	川牛膝 10g	金毛狗脊 10g
伸筋草 9g	刀豆子 10g	干鹿筋 6g
阿胶珠 6g	桑寄生 8g	络石藤 6g
松节 10g	大红枣 10g	生甘草 3g

14 剂,水煎服,隔日 1 剂,早晚分服。

2012 年 10 月 19 日　十六诊

脉弦小,舌红苔少。五迟,服前方后已能蹒跚步行数十米,能言,能直立,能计算 20 以内加减法,能思考问题,纳眠可,二便调。

西洋参 9g	生黄芪 9g	紫丹参 7g

川杜仲 10g	川牛膝 10g	金毛狗脊 10g
伸筋草 9g	刀豆子 10g	干鹿筋 6g
桑寄生 9g	路路通 6g	阿胶珠 6g
松节 10g	生甘草 5g	

14 剂,水煎服,隔日 1 剂,早晚分服。

2012 年 11 月 23 日　十七诊

脉细,舌暗红,苔少。服前方后已能自主蹒跚而行,但有轻微干呕。

西洋参 9g	生黄芪 9g	紫丹参 7g
川杜仲 10g	川牛膝 10g	金毛狗脊 10g
伸筋草 9g	刀豆子 10g	干鹿筋 6g
桑寄生 9g	路路通 6g	白豆蔻(另包)2g
生甘草 3g	全当归 5g	

14 剂,水煎服,隔日 1 剂,早晚分服。

2013 年 1 月 11 日　十八诊

脉细,舌红,苔少。服前方后,已能较快地蹒跚而行,下肢较有力,不痛,语言较前清晰。已不干呕。效不更方。

西洋参 9g	生黄芪 9g	紫丹参 7g
川杜仲 10g	川牛膝 10g	金毛狗脊 10g
伸筋草 9g	刀豆子 10g	干鹿筋 6g
路路通 6g	桑寄生 9g	全当归 5g
麦门冬 10g	生甘草 3g	

14 剂,水煎服,隔日 1 剂,早晚分服。

2013 年 4 月 12 日　十九诊

脉细微,舌红,苔少。服前方后病情稳定,言行仍迟缓,纳眠可。已上学 2 个月,学习成绩尚可,比较刻苦。

西洋参 9g	生黄芪 9g	紫丹参 7g
川杜仲 10g	川牛膝 10g	金毛狗脊 10g
伸筋草 9g	刀豆子 10g	干鹿筋 6g
全当归 6g	桑寄生 7g	潼蒺藜 7g
生甘草 5g		

14 剂,水煎服,隔日 1 剂,早晚分服。

2013 年 5 月 10 日　二十诊

脉细,舌红,苔黄。走平道已不用人扶,但仍摇晃。扶着栏杆能自行上下楼梯。言语较前流利,思维较前敏捷,握笔写字已有力。

西洋参 9g	生黄芪 9g	紫丹参 7g
川杜仲 10g	川牛膝 10g	金毛狗脊 10g
刀豆子 10g	伸筋草 9g	蒲公英 10g
干鹿筋 6g	桑寄生 7g	生甘草 3g
路路通 5g		

14 剂,水煎服,隔日 1 剂,早晚分服。

2013 年 6 月 21 日　二十一诊

脉细缓,舌红,苔微黄。服前方后病情进一步好转。右腿走路已能伸直,走路较 5 月份时稳定,发音较前清楚,但右下足仍轻微下垂。思维与同龄孩子相近。近日感冒咳嗽,痰多。

五迟口服方:

西党参 9g	生黄芪 9g	紫丹参 7g
川杜仲 10g	川牛膝 10g	金毛狗脊 10g
刀豆子 10g	伸筋草 10g	干鹿筋 6g
路路通 5g	补骨脂 7g	骨碎补 7g
蒲公英 10g	生甘草 5g	

7 剂,水煎服,每日 1 剂,早晚分服。

咳嗽口服方:

荆芥穗 6g	光杏仁 6g	法半夏 5g
广陈皮 5g	冬桑叶 5g	枇杷叶 5g
紫苏叶 5g	蒲公英 10g	桑白皮 10g
漂射干 3g	生甘草 5g	

7 剂,水煎服,每日 1 剂,早晚分服。咳嗽止后,则停服。

2013 年 8 月 30 日　二十二诊

脉细,舌红,苔少。服前方后能言、能行。纳呆,晨起时有干呕。

生晒参 7g	生黄芪 7g	紫丹参 7g
川杜仲 12g	川牛膝 10g	金毛狗脊 10g
伸筋草 10g	干鹿筋 5g	桑寄生 10g

广陈皮 7g	法半夏 7g	炒扁豆 10g
炒谷芽 10g	炒麦芽 10g	鸡内金 6g
全当归 7g	生甘草 5g	

7 剂,水煎服,每日 1 剂。

2013 年 10 月 11 日　二十三诊

脉细,舌红,苔少。服前方后行走较前明显改善,下肢已能负力,行走时上肢摆动幅度明显变小。能独立蹒跚而行约 60m,无任何不适反应。纳眠可,无干呕。

生晒参 7g	生黄芪 7g	紫丹参 7g
川杜仲 10g	川牛膝 10g	金毛狗脊 10g
干鹿筋 5g	伸筋草 10g	刀豆子 10g
姜半夏 7g	广陈皮 7g	炒扁豆 10g
炒谷芽 10g	炒麦芽 10g	生甘草 5g

28 剂,水煎服,每日 1 剂,早晚分服。

2013 年 12 月 13 日　二十四诊

脉细,舌淡,苔黄。步态较前稳定,膝关节站立较前又直,但口角流涎,近来“上火”,鼻衄。现能主动与人打招呼、讲话。

生晒参 5g	生黄芪 5g	紫丹参 5g
川杜仲 10g	川牛膝 10g	金毛狗脊 10g
伸筋草 10g	刀豆子 10g	蒲公英 10g
金银花 10g	炒谷芽 10g	炒麦芽 10g
生甘草 3g		

7 剂,水煎服,每日 1 剂,早晚分服。

2014 年 1 月 10 日　二十五诊

脉细,舌淡,苔黄。服前方后,言、行均有进步。现唇周疱疹。能主动走路,走路时不要人扶了,能稍微跳跃一下了,反应、智力较前更好了。身高超过 1.2m 了。

生晒参 5g	生黄芪 5g	紫丹参 5g
川杜仲 10g	川牛膝 10g	金毛狗脊 10g
伸筋草 10g	刀豆子 10g	枸杞子 10g
蒲公英 10g	金银花 10g	大生地 7g

麦门冬 10g

14 剂,水煎服,隔日 1 剂,早晚分服。

2014 年 3 月 7 日　二十六诊

脉弦细,舌尖红,苔少。行走进一步好转,开始走路时,膝关节能短暂伸直,可自主站立,但尚不能双上肢平举站立。尚未换牙,语言稍不连贯。

西洋参 5g	生黄芪 5g	紫丹参 5g
川杜仲 10g	川牛膝 10g	金毛狗脊 10g
刀豆子 10g	伸筋草 9g	山茱萸 5g
干鹿筋 5g	枸杞子 6g	正锁阳 5g
生甘草 3g		

14 剂,水煎服,隔日 1 剂,早晚分服。

2014 年 4 月 11 日　二十七诊

脉细,舌淡红,苔少。牙已不掉,站姿较前稍直,腰已不拱了。步行较前利索,说话较前流利。

西洋参 5g	生黄芪 5g	紫丹参 5g
川杜仲 10g	川牛膝 10g	金毛狗脊 10g
刀豆子 10g	伸筋草 9g	山茱萸 5g
干鹿筋 5g	北枸杞 6g	生甘草 3g
巴戟天 2g		

14 剂,水煎服,隔日 1 剂,早晚分服。

2014 年 5 月 16 日　二十八诊

脉细,舌暗红,苔少,步行速度较上个月明显增快,能独立行走达400m。语速及反应均较前增快。

西洋参 5g	生黄芪 5g	紫丹参 5g
川杜仲 10g	川牛膝 10g	金毛狗脊 10g
刀豆子 10g	伸筋草 9g	山茱萸 5g
干鹿筋 5g	北枸杞 6g	生甘草 3g
石菖蒲 7g	炙远志 7g	制首乌 10g

28 剂,水煎服,隔日 1 剂,早晚分服。

2014 年 8 月 8 日　二十九诊

脉细,舌淡红,苔薄白。已能独立站 20min,能自行爬上、爬下按摩床。

西洋参 5g	生黄芪 5g	紫丹参 5g
川杜仲 10g	川牛膝 10g	金毛狗脊 10g
刀豆子 10g	伸筋草 9g	山茱萸 5g
干鹿筋 7g	枸杞子 6g	全当归 6g
石菖蒲 7g	制远志 7g	田三七 3g
生甘草 3g		

14 剂,水煎服,隔日 1 剂,早晚分服。

2014 年 12 月 5 日　三十诊

脉细,舌略红,苔中心稍黄。表达能力稍欠佳,可以用短句子说话。

西洋参 5g	生黄芪 6g	紫丹参 5g
川杜仲 10g	川牛膝 10g	金毛狗脊 10g
刀豆子 10g	枸杞子 6g	伸筋草 10g
全当归 6g	石菖蒲 7g	制远志 7g
潼蒺藜 10g	蝉蜕衣 5g	络石藤 10g
生甘草 5g		

28 剂,水煎服,隔日一剂,早晚分服。

2015 年 1 月 30 日　三十一诊

脉弦小,舌红,苔少。站立较前明显变直,能自主蹦一下,左足少力,失眠,说话咬字较前清楚。

西洋参 7g	生黄芪 7g	紫丹参 5g
川杜仲 10g	川牛膝 10g	金毛狗脊 10g
刀豆子 10g	枸杞子 7g	伸筋草 10g
全当归 7g	潼蒺藜 10g	络石藤 10g
石菖蒲 7g	制远志 7g	蝉蜕衣 5g
云茯神 12g	炒枣仁 7g	灯心草 3g
生甘草 5g		

28 剂,水煎服,隔日 1 剂,早晚分服。

【按语】

五迟五软为难治之症,故治疗需辨证准确,且要守方守法,治疗过程不可急躁。此患儿以立迟、行迟、齿迟为突出表现,病位主要在肝、脾、肾,故治疗重点在中、下二焦,但固本培元要贯穿整个治疗过程,宗虎潜丸之义而组方。滋补肝肾、健脾和胃、益智开窍,层层递进,不可急于求成。

【释读】

四诊审证:舌红,苔黄,脉细。患儿2岁时肠炎高热之后逐渐出现发育迟缓。不能言语,独自不能站立,手扶物体时不能站直,不能行走,智力低下,牙齿稀疏,纳眠可,二便调。审证为:气血虚弱,肝肾不足,湿热未尽,筋脉失养。

审证求因:独自不能站立,手扶物体时不能站直,不能行走,为肝、脾、肾不足。牙齿稀疏,为肾精不足。不能言语、智力低下,为心气不足、肾精不足、髓海不充。脉细、舌淡为气血虚弱,苔黄为湿热未尽。

求因明机:患儿2岁肠炎高热之后失于调治,湿热久羁未尽,伤及肝肾之阴,日久致脾胃亏损,气血虚弱,筋骨肌肉失于濡养,故发育迟缓。肾主骨,肝主筋,脾主肌肉,肝肾脾不足,则见独自不能站立,手扶物体时不能站直,不能行走。齿为骨之余,肾精不足,可见牙齿稀疏。言为心之声,脑为髓海,心气不足,肾精不充,则髓海失充,而见不能言语、智力低下。脉细、舌淡为气血虚弱,苔黄为湿热未尽。综而观之,该病起于大病之后,湿热未尽,肝肾心脾不足,而见五迟五软之征。肝肾心脾不足为本,五迟五软诸症为标。

明机立法:根据所析之病机,治法以益气养血、滋补肝脾肾为主,兼清湿热。

立法处方:根据所立之治法,宗虎潜丸之义而组方。

处方用药:首诊方中,生晒参、生北芪、紫丹参调理气血,为君药组。金毛狗脊、川杜仲、川牛膝补益肝肾,以固其本,为臣药组。伸筋草、阿胶珠养血荣筋活络,蒲公英清利湿热,以清未尽之余邪,为佐药组。生甘草清热解毒,健脾和中,为使药。全方药虽数味,但照顾全面。二诊时,言语、行走症状出现转机,肝肾渐充,湿热未尽,故加佩兰叶以化湿,加鹿角霜、大红枣以补肾养血。至六诊,治疗以固本培元为主,逐渐增入舒筋通络之品。自第七诊始,增入炒麦芽、炒谷芽、鸡内金等健脾和胃之品,以后天养先天,期间守法治疗。十四诊时,智力已较前改善。第十九诊时,已上学,学习能跟上同龄儿童。自第二十八诊始,又加入菖蒲、远志以增强益智开窍之力。

经过坚持治疗,患儿症状均得以明显缓解。纵观整个治疗过程,以益气养血、滋补肝肾为主,兼清湿热,期间递次增入健脾和胃、益智开窍之品。所用药物平和,依据病情缓解程度,治疗层层叠进,持久见功,故终使顽疾得以明显缓解。

案5　五迟（2）

该患儿主诉为"记忆力、反应力低下11年余"，此为五迟证，以智迟为主，病机为气虚血瘀，痰浊阻络，肝肾不足，虚风内动。治疗当益气活血、清心化痰、补益肝肾，以孙光荣解郁开窍汤为基础方加减，终获明显效果。

某男，12岁。

患儿主因"记忆力、反应力低下11年余"于2013年1月11日就诊。

望诊：舌淡，苔薄白。动作呆滞，低头羞怯。

闻诊：寡言少语，语速慢，謇涩而不连贯。

问诊：患儿五个月时从床上摔下，头部着地，当时到医院检查无异常。八个月时，出现抽搐，口吐白沫，经检查排除癫痫，此后一直未再发作。但逐渐发现语言、智力发育迟缓，当地医院诊断为小儿脑瘫。现记忆力、反应力较同龄人为慢，不能主动与人交流，平衡力稍差，左上肢时常不自主屈曲，下肢乏力，纳眠可。2012年12月6日在沈阳某三甲医院查脑MR、脑电波，均无异常。

切诊：脉细涩。

此为五迟证，病机为气虚血瘀，痰浊阻络，肝肾不足，虚风内动。治法以益气活血、清心化痰、补益肝肾为主。以孙光荣解郁开窍汤化裁，处方：

生晒参 10g	生黄芪 7g	紫丹参 10g
净水蛭 3g	上肉桂 1g	紫浮萍 7g
法半夏 7g	广陈皮 7g	灯心草 3g
淡竹茹 5g	制远志 9g	石菖蒲 9g
制首乌 10g	明天麻 10g	

14剂，水煎服，每日1剂，早晚分服。

2013年4月12日　二诊

脉细，舌红苔少。服前方后仅抽搐过一次，不寐，步履难。

生晒参 10g	生黄芪 10g	紫丹参 10g
制首乌 12g	明天麻 10g	蔓荆子 10g
净水蛭 3g	上肉桂 1g	紫浮萍 10g
炙远志 7g	石菖蒲 7g	白僵蚕 6g

法半夏 10g	广陈皮 10g	老钩藤 10g
云茯神 10g	炒枣仁 10g	生甘草 5g

14 剂,水煎服,每日 1 剂,早晚分服。

2013 年 5 月 10 日 三诊

脉弦紧,舌红,苔黄滑。五迟,服前方后,上肢抽动消失,爱与人交流了,睡眠好转。双下肢发软、发沉症状消失了。

生晒参 10g	生黄芪 10g	紫丹参 10g
净水蛭 3g	上肉桂 1g	紫浮萍 10g
制首乌 10g	明天麻 10g	蔓荆子 10g
炙远志 7g	石菖蒲 10g	云茯神 10g
炒枣仁 10g	法半夏 7g	广陈皮 7g
佩兰叶 5g		

14 剂,水煎服,隔日 1 剂,早晚分服。

2013 年 6 月 21 日 四诊

脉细,舌红,有齿痕,苔黄。服前方后病情改善。现失眠,动作呆滞。5 月 27 日发作一次约 20 秒的发愣。

生晒参 10g	生黄芪 7g	紫丹参 7g
净水蛭 3g	紫浮萍 5g	上肉桂 1g
云茯神 10g	炒枣仁 10g	夜交藤 10g
制远志 10g	石菖蒲 10g	石决明 10g
制首乌 10g	明天麻 7g	生甘草 5g

14 剂,水煎服,隔日 1 剂,早晚分服。

2013 年 8 月 2 日 五诊

自 2013 年 5 月 27 日之后,上肢抽动未再发作。下肢乏力已消失,自汗基本消失。脉弦稍数,舌红,苔微黄腻。纳可,睡眠不实,二便调。

生晒参 10g	生黄芪 7g	紫丹参 7g
制首乌 10g	明天麻 10g	石决明 15g
净水蛭 3g	上肉桂 1g	紫浮萍 5g
云茯神 10g	炒枣仁 10g	老钩藤 10g
白僵蚕 6g	制远志 10g	石菖蒲 10g
生甘草 5g		

7剂,水煎服,每日1剂,早晚分服。

2013年10月11日　六诊

脉弦紧,舌红,苔滑。五迟证。服前方后言语謇涩明显好转,言语连贯了许多,纳眠可,二便调。时有双手不自主抖动。

生晒参 10g	生黄芪 10g	紫丹参 10g
制首乌 10g	明天麻 10g	粉葛根 10g
紫浮萍 7g	净水蛭 3g	上肉桂 1g
制远志 10g	石菖蒲 10g	石决明 15g
法半夏 7g	广陈皮 7g	云茯神 10g
炒枣仁 10g	生甘草 5g	

7剂,水煎服,每日1剂,早晚分服。

2014年1月10日　七诊

脉弦小,舌红,苔白。服前方后已能与人沟通,表达自己想法,现尿黄,略咳嗽。

生晒参 10g	生黄芪 10g	紫丹参 10g
净水蛭 5g	上肉桂 1g	紫浮萍 10g
制远志 10g	石菖蒲 10g	车前子 10g
矮地茶 10g	广陈皮 5g	法半夏 5g
云茯神 10g	炒枣仁 10g	生甘草 5g

21剂,水煎服,隔日1剂,早晚分服。

2014年3月7日　八诊

脉弦稍数,舌红,苔黄。服前方后,诸症改善,但四肢仍偶有不自主抽动,语言略显不连贯,语速较慢。口干尿黄。可与同学一起玩,学习成绩在全班中等。

生晒参 10g	生黄芪 7g	紫丹参 7g
制远志 10g	石菖蒲 10g	珍珠母 15g
净水蛭 3g	上肉桂 1g	紫浮萍 10g
蒲公英 10g	车前子 10g	生甘草 5g

14剂,水煎服,隔日1剂,早晚分服。

2014年5月16日　九诊

脉弦紧,舌红,苔薄白。语速较慢,对答切题,反应较快,咽干。余无不适。

生晒参 10g	生黄芪 7g	紫丹参 7g
制远志 10g	石菖蒲 10g	珍珠母 15g
净水蛭 3g	上肉桂 1g	紫浮萍 10g
蒲公英 10g	车前子 10g	大生地 10g
制首乌 10g	生甘草 5g	

14剂,水煎服,隔日1剂,早晚分服。

2014年8月8日 十诊

脉弦,舌淡红,中间裂纹深,苔薄黄。略腰痛,纳呆。

生晒参 10g	生黄芪 7g	紫丹参 7g
制远志 10g	石菖蒲 12g	珍珠母 15g
净水蛭 3g	上肉桂 1g	紫浮萍 10g
蒲公英 10g	车前子 10g	大生地 10g
川杜仲 10g	明天麻 10g	田三七 3g
生甘草 5g		

14剂,水煎服,隔日1剂,早晚分服。

【按语】

此患儿五迟证,得之于幼时头部外伤之故。其临床表现以智迟为主,为痰瘀阻窍,病位在上。因而治疗在补益肝肾的同时,重在化痰活血开窍。治疗持之以恒,终见明显疗效。

【解读】

四诊审证:脉细涩,舌淡,苔薄白。低头羞怯,动作呆滞,寡言少语,语速慢,謇涩而不连贯,不能主动与人交流,记忆力、反应力低于同龄儿童。左上肢不自主屈曲、偶有抽搐,平衡力稍差,下肢乏力,纳眠可。审证为气虚血瘀,痰浊阻络,肝肾不足,虚风内动。

审证求因:脉细涩,舌淡,苔薄白,为气虚血瘀。下肢乏力为肝肾不足,左上肢不自主屈曲、平衡力稍差、偶有抽搐,为风痰中络、虚风内动。动作呆滞,寡言少语,语速慢,謇涩而不连贯,不能主动与人交流,记忆力、反应力低于同龄儿童,为心气不足,髓海不充,痰瘀阻于脑络所致。低头羞怯为心气不足、神气怯弱,兼夹与人交流少、心理自卑所致。

求因明机:患儿幼时头部外伤,日久痰瘀阻于脑络,又言为心声,脑为髓海,心气不足,肾精不充,髓海不足,则见语速慢,謇涩而不连贯,不能主动与人交流,记忆力、反应力低于同龄儿童。患儿智迟,与同龄儿童交流较少,日久又可产生自卑心理,兼之心气不足、神气怯弱,则与人交流时低头羞怯、寡言少语。肝肾虚弱,则下肢乏力;肝肾虚弱,肝阳失于制约,虚风内动,风痰中络,则见左上肢不自主屈曲、平衡力稍差、偶有抽搐。综而观之,其病机为心气不足、肝肾虚弱→痰瘀阻于脑络→虚风内动、风痰中络。髓海不充、心气不足、肝肾虚弱为本,痰瘀阻于脑络为标。痰瘀阻络为本,智迟为标。

明机立法:根据所析之病机,治法以益气活血、清心化痰、补益肝肾为主。

立法处方:根据所立之法,宗孙光荣解郁开窍汤之义为主组方。

处方用药:首诊方中,生晒参、生黄芪、紫丹参养心益气活血,为君药组。净水蛭、上肉桂、紫浮萍活血通窍,为臣药组,其中肉桂以消除水蛭之腥味,浮萍引药上行于脑。法半夏、广陈皮、灯心草清心化痰,淡竹茹、制远志、石菖蒲清心化痰、开窍益智,共为佐药组。制首乌补益肝肾,明天麻平肝息风,二诊相伍,共为使药组。全方共奏养心益气、补益肝肾、化痰活血、清心开窍之功,与病症甚为合拍。二诊时,服药三个月仅抽搐一次,因有寐差,故加茯神、枣仁以安神;加钩藤、僵蚕,以增息风化痰之功,蔓荆子可清利头目。三诊时,上肢抽动消失,下肢乏力消失,爱与人交流,提示病症已见转机。既方证相合,则仍守前法化裁继续治疗。至六诊时,言语謇涩明显好转,七诊时可表达自己想法,八诊时学习成绩已达中等,九诊、十诊继续好转,击鼓再进,守法治疗。

孙光荣解郁开窍汤,全方由生晒参、生黄芪、紫丹参、广陈皮、法半夏、川郁金、石菖蒲、制远志、云茯神、炒枣仁、生甘草组成,功效益气活血、化痰、解郁开窍,适用于抑郁症、焦虑症、脑瘫、老年痴呆等辨证属气血失调、气机郁滞、痰瘀互结证者。

案 6　五迟（3）

该患者主诉为"行迟、语迟、智迟近 6 年"，病机为气血虚弱，肝脾心肾不足，湿浊下注。治法以益气养血，补益肝肾，健脾养心为主，兼清湿浊，日久见功。

某女，6 岁。

患儿主因"行迟、语迟、智迟近 6 年"于 2013 年 8 月 30 日就诊。

望诊：舌淡红，苔少。目光呆滞，膝内翻，剪刀步，马蹄足。

闻诊：言语不能连句。

问诊：困倦思睡。不喜与人交流，智力低于同龄儿童，足痿，不能独立行走。阴道偶有白色分泌物。生产时其母亲 32 岁，为第一胎，怀孕、生产时无异常状况。在当地医院诊断为小儿脑瘫。

切诊：脉虚细，尺脉尤甚。

此为五迟证，辨证为气血虚弱，肝脾心肾不足，湿浊下注。治法以益气养血，补益肝肾，健脾养心为主，兼清湿浊。宗孙光荣解郁开窍汤化裁，处方：

生晒参 10g	生黄芪 7g	紫丹参 7g
制远志 7g	石菖蒲 7g	紫浮萍 7g
川杜仲 10g	干鹿筋 5g	川牛膝 7g
制首乌 10g	明天麻 7g	全当归 7g
刀豆子 10g	川萆薢 7g	生甘草 5g

28 剂，水煎服，每日 1 剂，早晚分服。

建议配合康复治疗。

2013 年 10 月 11 日　二诊

脉细涩，舌淡，苔薄黄。服前方后，言语较前流利，能与人主动交流，说话能连成句。行走无明显改善。

生晒参 10g	生黄芪 7g	紫丹参 7g
制远志 7g	石菖蒲 7g	紫浮萍 7g
炒杜仲 10g	川牛膝 10g	干鹿筋 7g
刀豆子 10g	龙眼肉 7g	制首乌 10g

川萆薢 7g　　　　　生甘草 3g

28 剂,水煎服,每日 1 剂,早晚分服。

2013 年 11 月 15 日　三诊

脉细涩,舌淡,有津,苔少。双目已有神,能自主言语,阴道分泌物减少,稍有异味。

口服方:

生晒参 10g　　　　生黄芪 7g　　　　　紫丹参 7g

制远志 7g　　　　　石菖蒲 7g　　　　　紫浮萍 7g

川杜仲 10g　　　　川牛膝 10g　　　　　干鹿筋 6g

刀豆子 10g　　　　制首乌 10g　　　　　龙眼肉 7g

蒲公英 12g　　　　生甘草 3g

28 剂,水煎服,每日 1 剂,早晚分服。

坐浴方:

紫苏叶 10g　　　　檀香木 10g　　　　　鱼腥草 10g

蒲公英 15g　　　　川萆薢 10g　　　　　生薏米 15g

生甘草 5g

7 剂,水煎坐浴,每日 1 剂,早晚各 1 次,每次坐浴 15 分钟。

2014 年 1 月 3 日　四诊

脉细,舌淡,有津,苔少。较前爱说话了,能说短句子了,知道主动与人交流了,知道爱护自己东西了。推着步行车能走得比较稳,牵着一只手走路的话,容易往一边歪。喜欢跟小朋友玩了。腋下、腘窝、腹股沟处刺痒。

生晒参 10g　　　　生黄芪 7g　　　　　紫丹参 7g

制远志 7g　　　　　石菖蒲 7g　　　　　紫浮萍 7g

川杜仲 10g　　　　川牛膝 10g　　　　　干鹿筋 5g

刀豆子 10g　　　　制首乌 10g　　　　　龙眼肉 7g

伸筋草 10g　　　　山慈菇 7g　　　　　白鲜皮 7g

生甘草 5g

14 剂,水煎服,隔日 1 剂,早晚分服。

【按语】

该患儿"行迟、语迟、智迟近 6 年",病位涉及上(心、脑)、下(肝、脾、肾),病机为气血虚弱,肝脾心肾不足,湿浊下注。故治疗当以益气养血、补益肝肾、健脾养心为主,兼清湿浊,久而为功。因患儿已形成马蹄足,故建议配合康复治疗,以期取得更好疗效。

【解读】

四诊审证:脉虚细,尺脉尤甚,舌淡红,苔少。目光呆滞,困倦思睡。言语不能连句,不喜与人交流,智力低于同龄儿童,膝内翻,剪刀步,足痿,马蹄足,不能独立行走。阴道偶有白色分泌物。生产时其母亲32岁,为第一胎,怀孕、生产时无异常状况。审证为:气血虚弱,肝脾心肾不足,湿浊下注。

审证求因:脉虚细,尺脉尤甚,舌淡红苔少,为气血虚弱,肝肾不足。膝内翻,剪刀步,足痿,马蹄足,不能独立行走,为肝脾肾不足。困倦思睡,为心脾不足。言语不能连句,不喜与人交流,智力低于同龄儿童,为心气不足、肾精不足、髓海不充。阴道白色分泌物,为湿邪下注所致。

求因明机:患儿先天禀赋不足,肾精不足,髓海失充,故智力低于同龄儿童;神明失养,心气不足,则言语不能连句,不喜与人交流。肾主骨,肝主筋,脾主肌肉,肝肾不足,脾胃亏损,气血虚弱,筋骨肌肉失于濡养,故见膝内翻,剪刀步,足痿,马蹄足,不能独立行走。心脾两虚,心神失养,则困倦思睡。湿浊下注,带脉失约,故偶有阴道分泌物增多。综合分析,此患儿病机为禀赋不足→气血虚弱,肝脾心肾不足→湿浊下注。气血虚弱、肝脾心肾不足为本,语迟、行迟、智迟为标。

明机立法:根据所析之病机,确立治法以益气养血,补益肝肾,健脾养心为主,兼清湿浊。

立法处方:根据确立之治法,处方宗孙光荣解郁开窍汤之义化裁。

处方用药:首诊方中,生晒参、生黄芪、紫丹参益气和血,为君药组。制远志、石菖蒲益智开窍,养心安神;川杜仲、川牛膝、干鹿筋益肝肾,荣筋骨,共为臣药组。制首乌、全当归滋养肝肾,明天麻清利头目,刀豆子健脾益肾,川草薢祛湿化浊,共为佐药组。紫浮萍引药上行于脑,生甘草调和诸药,共为使药。全方诸药相合,共奏益气养血、补益肝肾、健脾养心、清利湿浊之功。但膝内翻、马蹄足却是不易改善,因此建议配合康复治疗。二诊时,言语症状较前改善,能主动与人交流,处方去天麻、当归,加龙眼肉补益心脾,养血安神。三诊时,症状继续好转,双目已有神。因阴道分泌物稍多且有异味,故加用孙光荣清带汤化裁坐浴治之。四诊时,语迟继续减轻,步行较前变稳。知道爱护自己的东西,提示智迟减轻。故守法继续治疗,方中加伸筋草,增强舒筋通络之力;因皮肤刺痒,对症加入白鲜皮、山慈菇。

案 7　癫痫、抑郁症

患者以"癫痫反复发作 26 年,加重 1 年多"就诊,合并抑郁症、闭经,病位在肝、肾、心、胞宫、脑,辨证以气血两虚、肝肾不足、痰瘀互阻为主,治疗以益气活血、疏肝益肾、化痰开窍为主,处方以孙光荣解郁开窍汤化裁,守法治疗而见明显效果。

某女,30 岁,已婚 7 年。

主因"癫痫反复发作 26 年,加重 1 年多"于 2013 年 1 月 11 日就诊。

望诊:舌暗红,舌中有裂纹,边有齿痕,苔少。形体肥胖,精神萎靡,表情淡漠,面色少华。

闻诊:沉默少言。

问诊:乏力,困倦,喜静恶响声,时有耳鸣,口干,睡眠多(服用抗抑郁药所致),心烦,心中害怕,健忘。若停服抗抑郁药则经常抽搐。4 岁时患癫痫,去年受精神刺激,癫痫加重。17 岁时,适逢月经来潮时受到惊吓刺激,出现血崩,经清宫术 6 次及药物治疗,月经方止,但至今月经未来潮,此后患抑郁症。伴有"功能失调性子宫出血"、糖尿病史。

切诊:脉沉细。

患者患癫痫、抑郁症,此为气血两虚,肝肾不足,痰瘀互阻,治法以益气活血、疏肝益肾、化痰开窍为主,以孙光荣解郁开窍汤加减,处方:

西洋参 10g	生黄芪 12g	紫丹参 10g
法半夏 7g	广陈皮 7g	玉米须 6g
北柴胡 10g	川郁金 10g	制首乌 15g
珍珠母 15g	净水蛭 3g	上肉桂 1g
制远志 6g	石菖蒲 10g	生甘草 5g

7 剂,水煎服,每日 1 剂,早晚分服。

2013 年 1 月 18 日　二诊

脉细涩,舌红,齿痕明显,苔黄。服前方后无明显变化,仅面色稍好转。

生晒参 12g	生黄芪 10g	紫丹参 10g
法半夏 7g	广陈皮 7g	紫浮萍 7g
石菖蒲 10g	制远志 10g	佩兰叶 6g

| 云茯神 12g | 炒枣仁 10g | 蒲公英 12g |
| 蔓荆子 10g | 西藁本 10g | 生甘草 5g |

21 剂,水煎服,每日 1 剂,早晚分服。

······

2013 年 8 月 30 日　五诊

脉沉细,舌红,有齿痕,苔少。服前方后明显改善,近日月经量呈棕灰色,思睡,已能主动说话,表情较前轻松,自言自语,抑郁害怕的时间较前缩短,能稍自我控制情绪。

西党参 12g	生黄芪 12g	紫丹参 10g
北柴胡 10g	川郁金 10g	合欢皮 10g
石菖蒲 10g	制远志 10g	灯心草 5g
益母草 10g	阿胶珠 10g	龙眼肉 10g
生甘草 5g		

14 剂,水煎服,每日 1 剂,早晚分服。

2013 年 10 月 11 日　六诊

已露笑容,反应仍迟钝。脉沉细数,舌红,有齿痕,苔少。抑郁症。服前方后明显好转,能主动陈述,回答切题。但手足发麻,有时自言自语,有时不爱说话。

西党参 12g	生黄芪 10g	紫丹参 10g
北柴胡 10g	川郁金 10g	合欢皮 10g
云茯神 12g	炒枣仁 12g	灯心草 3g
制远志 10g	石菖蒲 10g	益母草 10g
法半夏 10g	广陈皮 10g	生甘草 5g

14 剂,水煎服,每日 1 剂,早晚分服。

2013 年 11 月 15 日　七诊

脉沉细,舌红,有齿痕,苔少。服前方后情绪继续好转,手足麻木消失。时有心悸。

西党参 12g	生黄芪 12g	紫丹参 10g
北柴胡 10g	川郁金 10g	合欢皮 10g
云茯神 12g	炒枣仁 12g	生磁石 5g
石菖蒲 10g	制远志 10g	广陈皮 10g

法半夏 10g   益母草 10g   制香附 10g

生甘草 5g

7 剂,水煎服,每日 1 剂,早晚分服。

2014 年 1 月 10 日　八诊

脉细弱,舌淡红,有齿痕,苔白。服前方后已明显好转,但仍心悸,失眠,口干。表情已放松,主动讲话,露出笑容。

西洋参 10g   生黄芪 10g   紫丹参 10g

制远志 10g   石菖蒲 10g   生磁石 5g

云茯神 12g   炒枣仁 10g   龙眼肉 10g

全瓜蒌 10g   姜半夏 10g   广陈皮 10g

灯心草 3g   生甘草 5g

14 剂,水煎服,每日 1 剂,早晚分服。

2014 年 2 月 21 日　九诊

脉细稍弱、稍数,舌红,有齿痕,苔少。笑容开心,能较主动、准确地陈述病情。抑郁症,服前方后明显改善。易健忘,易干呕。

生晒参 10g   生黄芪 10g   紫丹参 10g

制远志 10g   石菖蒲 10g   龙眼肉 10g

姜半夏 10g   广陈皮 10g   白豆蔻 10g

云茯神 10g   炒枣仁 10g   全当归 10g

生甘草 5g

14 剂,水煎服,每日 1 剂,早晚分服。

【按语】

此患者幼发癫痫,继则抑郁、闭经,肝肾不足、气虚血瘀,痰阻心窍,肝气逆乱,病情日久,病机错杂,虚实夹杂,虚在气血两虚、肝肾不足,实在痰瘀互结。治疗不能立竿见影,故须认准病机,缓治收功。

【解读】

四诊审证:脉沉细,舌暗红,有齿痕,苔少。现精神萎靡,表情淡漠,沉默少言,面色少华,乏力困倦,喜静恶响声,健忘,时有耳鸣,口干,睡眠多(服用抗抑郁药所致),心烦,心中害怕。若停服抗抑郁药则经常抽搐。审证为气虚血瘀,痰阻心窍,肝气逆乱。

审证求因:癫痫为痰瘀阻滞于脑窍;精神萎靡、表情淡漠、沉默少言、喜静恶响声、心中害怕、健忘,为肝气郁结、痰阻心窍、内扰神明所致;心烦、口干为内有郁热;耳鸣为肝气上逆所致;肥胖、乏力困倦、脉沉细、舌有齿痕为气虚痰湿;舌暗红、月经不至为血瘀肝郁所致。

求因明机:幼年之时,脏气未充,肝肾不足,肝风内动,痰瘀阻于脑窍,发为癫痫。受情志刺激,肝气逆乱,则癫痫加重。月经之时,气血虚弱,又逢惊吓刺激,则气血逆乱而发血崩、抑郁。肝肾不足、肝气郁结、痰阻心窍、内扰神明,兼之抗抑郁药之不良反应,则见精神萎靡、困倦、表情淡漠、沉默少言、喜静恶响声、心中害怕、健忘。肝郁化热则口干、心烦,肝气上犯则耳鸣。气虚血瘀、痰湿内阻则乏力、脉沉细,舌暗红,有齿痕,苔少。综合分析,其病位在肝、肾、心、胞宫、脑,病机为气血失调、心肝肾不足→肝气逆乱,痰瘀内生→癫痫、抑郁、闭经。气血失调、肝肾不足为本,肝气逆乱,痰瘀阻滞为标。

明机立法:根据所析之病机,确立治法以益气活血、疏肝益肾、化痰开窍为主。

立法处方:依据所立之治法,以孙光荣解郁开窍汤为基础方化裁。

处方用药:首诊方中,西洋参、生黄芪、紫丹参益气活血,为君药组。北柴胡、川郁金疏肝清热,制首乌补肝肾益精血;法半夏、广陈皮、制远志、石菖蒲化痰开窍、醒神益智,与郁金相配,又可清心解郁开窍。二组共为臣药组。珍珠母平肝潜阳、安神定惊,少量水蛭活血通络、逐瘀通经,以助活血,玉米须利尿泻热、平利肝胆,佐化痰湿。三药共为佐药组。肉桂矫正水蛭之腥味,生甘草健脾清热、调和诸药,共为使药。全方共奏益气活血、疏肝益肾、化痰开窍之功。用药 7 剂,二诊时,仅面色稍改善,酌去柴胡、郁金、水蛭、肉桂、珍珠母,加大通窍化湿之力,故加蔓荆子、西藁本清利头目,蒲公英、佩兰叶化湿清热,浮萍引药上行于脑,加云茯神、炒枣仁增强安神养心之功。王道无近功,加减服药半年余,五诊时月经来潮、情绪已见好转,治疗仍宗前法,但药物略事调整,以党参、生黄芪、紫丹参益气活血,北柴胡、川郁金、合欢皮疏肝清热安神,石菖蒲、制远志、灯心草化痰清心开窍,益母草、阿胶珠、龙眼肉养血活血调经,生甘草调和诸药。六诊时,表情轻松,已露笑容,但有手足发麻,为痰浊阻滞,故又加入广陈皮、法半夏。药已见效,故治疗仍宗前法,每次仅稍事加减用药,至九诊时笑容开心,能较主动、准确地陈述病情,病情已明显缓解,继续治疗。

案8 狂 躁

患者童年受精神刺激,1个月前在经期受情志刺激,出现"狂躁"。辨证属气血不足、气郁血瘀、郁而化热、肝火冲心。前期急则治标,平肝清心、活血开窍以控制狂病发作;后期益气和血、养心安神以缓则治本。

某女,25岁。

因"狂躁28天"于2014年4月11日就诊。

望诊:舌绛,苔少。面色苍白。

闻诊:言语急促、恐惧。

问诊:2014年3月15日末次月经来潮。月经来潮前,适逢在外地,患肺炎且心情不畅,月经来潮后出现恐惧不安、狂躁等症,在南宁某心理专科医院诊断为轻度抑郁症、重度焦虑症,给予镇定药治疗3天,狂躁稍减。之后返回家乡,未再予以药物治疗。现乏力,失眠,烦躁不安,恐惧,自言自语,举动不经,动辄摔东西、打人、往地上躺卧,有自戕倾向。既往史:患者12岁时,父母离异,当时患者极度躁狂、哭闹,心理受到巨大创伤。

切诊:脉弦涩。

此为焦虑症、抑郁症,中医诊断属狂证,证属气郁血瘀,郁而化热,肝火冲心。治法当清郁热,化瘀血,开神窍。以孙光荣解郁开窍汤为基础方加减,处方:

西洋参 10g	生黄芪 10g	紫丹参 10g
生蒲黄 15g	炙远志 10g	石菖蒲 10g
生龙齿 20g	石决明 20g	珍珠母 20g
云茯神 12g	炒枣仁 10g	龙眼肉 10g
灯心草 5g	生甘草 5g	

7剂,水煎服,每日1剂,早晚分服。

2014年4月18日 二诊

讯诊:服药后,恐惧感发作次数减少,往地上躺卧的次数明显减少,上周只发作2次。

西洋参 10g	生黄芪 10g	紫丹参 10g
生蒲黄 15g	炙远志 10g	石菖蒲 10g

生龙齿 20g	石决明 20g	灵磁石 5g
云茯神 12g	炒枣仁 10g	龙眼肉 10g
灯心草 5g	生甘草 5g	

14剂,水煎服,每日1剂,早晚分服。

2014年5月10日 三诊

脉细,舌绛苔少。服药一个月,现纳可,二便调,睡眠已明显好转,基本能正常入睡,可持续睡5~6h。动辄摔东西、打人、躺地、自戕等情况已无,能间断与人正常沟通,但有时仍自言自语、自笑乱语等情况。在此一个月期间,因狂躁间断服用过5片安定。自发病至今,月经尚未来潮。

西洋参 10g	生黄芪 10g	紫丹参 10g
生蒲黄 15g	炙远志 10g	石菖蒲 10g
生龙齿 20g	石决明 20g	制首乌 12g
云茯神 12g	炒枣仁 10g	龙眼肉 10g
法半夏 10g	广陈皮 10g	益母草 10g
灯心草 10g	生甘草 5g	

14剂,水煎服,每日1剂,早晚分服。

2014年5月29日 四诊

脉细,舌绛苔少。服药至今,现纳可,二便调,睡眠基本正常,多数时间能与人正常沟通,偶有仍自言自语、自笑乱语等情况。在此一个月期间,未服用过安定。

西洋参 10g	生黄芪 10g	紫丹参 10g
生蒲黄 15g	炙远志 10g	石菖蒲 10g
云茯神 12g	炒枣仁 10g	灯心草 5g
川郁金 10g	制首乌 12g	淡竹茹 6g
生甘草 5g	全当归 10g	

14剂,水煎服,每日1剂,早晚分服。

2014年6月16日 五诊

讯诊:患者服药至今,纳可,二便调,睡眠基本正常,能与人正常沟通,自言自语、自笑乱语等症状消失。从6月5日可以自己独立做家务、带孩子玩了。

效不更方,继服四诊方。

2014 年 8 月 29 日　六诊

脉弦细少力,舌淡苔薄白。现胃脘稍有不适,眠安,言清语利,思维敏捷,情绪稳定,但每至月经前后,稍有烦躁。

西洋参 10g	生黄芪 10g	紫丹参 10g
川郁金 10g	化橘红 6g	淡竹茹 6g
云茯神 12g	炒枣仁 10g	灯心草 5g
炙远志 10g	石菖蒲 10g	灵磁石 5g
全当归 10g	浮小麦 15g	生甘草 5g
大红枣 10g		

30 剂,水煎服,每日 1 剂,早晚分服。

【按语】

狂病发作时多以气机上逆、痰瘀郁热为主,以实证为主。发作期治疗重在平肝清心,使上逆之气下行为主。缓解期多以调理脏腑气血为主,以防再次发作。该患者第一至第三诊,狂病处于发作期,急则治标为主;第四诊之后,狂病诸症得以控制,治疗以治本为主。标本缓急,轻重层次须当分清。

【解读】

四诊审证:月经来潮前,适逢在外某地,患肺炎且心情不畅,月经来潮后出现恐惧不安、狂躁等症,南宁某医院给予镇定药治疗 3 天,狂躁稍减。之后未再予以药物治疗,症状加重。现脉弦涩,舌绛,苔少。面色苍白,乏力,失眠,烦躁不安,恐惧,自言自语,举动不经,动辄摔东西、打人、往地上躺卧,有自戕倾向。审证为气郁血瘀,郁而化热。

审证求因:烦躁不安、恐惧,自言自语,举动不经,动辄摔物打人、往地上躺卧,有自戕倾向,皆为心肝火旺、心主神明功能失职;脉弦涩,为气郁血瘀;舌绛苔少,为热盛伤阴;面色苍白、乏力,为气血不足。

求因明机:患者童年时有遭精神刺激病史,易发精神疾患。此次发病前,情绪不畅,肝气郁滞,郁而化热。月经来潮,气血本已虚弱,又逢情志不畅,阴不敛阳,肝火冲心,且肝火内盛,灼血为瘀,瘀阻于心,心主神明失职,神志逆乱,故见脉弦涩、烦躁不安、恐惧,自言自语,举动不经,动辄摔物打人、往地上躺卧,有自戕倾向。气血不足则见面色苍白、乏力。热盛伤阴,则见舌绛苔少。综合分析,此患者病位在心肝,病机为气血不足、精神刺激→肝郁化火,灼血为瘀,肝火冲心→狂病诸症发作。气血不足为本,郁热血瘀为标。

明机立法:根据所析之病机,急则治其标,先以平肝活血、清心安神为主。待狂病诸症控制后,再以益气和血、养心安神之法缓图。

立法处方:根据所立之法,以孙光荣解郁开窍汤为主化裁。

处方用药:首诊方中,西洋参、生黄芪、紫丹参益气养阴活血,为君药组。生蒲黄、石菖蒲、制远志清心开智活血,石决明、生龙齿、珍珠母平肝降逆,使上逆之气下行。二组药物共为臣药组。茯神、炒枣仁、龙眼肉、灯心草清心安神,为佐药组。灯心草引经报使,引药入心经,与石菖蒲、制远志相配,又可清心开窍。生甘草清热,调和诸药,与灯心草共为使药。诸药相合,共奏清心平肝、活血开窍之功。二诊时,症状已有减轻,守法治疗,以生磁石易珍珠母。三诊时,狂病诸症发作次数及程度明显缓解,以制首乌易生磁石,滋补肝肾精血,育阴敛阳;加入广陈皮、法半夏以增石菖蒲、制远志化痰开窍之功;因月经尚未来潮,故加入益母草活血调经。四诊时,狂病诸症得以控制,未再发作,故减轻平肝之药,治疗转为以养心安神、化痰开郁为主,增入橘红、郁金、当归。六诊时,症状控制平稳,月经前后稍有烦躁,故加入甘麦大枣汤以增养心安神之力,巩固治疗。

案9 焦 虑 症

焦虑症6年,加重近半年,辨证属气阴不足,气郁痰湿上蒙心窍,治法以化痰开窍、疏肝解郁为主,方选孙光荣解郁开窍汤加减而取效。

某男,24岁。未婚。

主因"焦虑症6年,加重半年"于2013年5月10日就诊。

望诊:舌红,苔花剥。面色黝黑无华。

闻诊:言语迟缓。

问诊:6年前,因学习压力大出现失眠、紧张等症,在当地某三级医院诊断为"焦虑症"。患者间断治疗,症状时轻时重。近半年自觉紧张、多梦等症加重,在当地医院服用盐酸丁螺环酮、盐酸曲舍林、奥之平、帕利哌酮缓释片(具体用量不详)治疗已4个月,自觉不适症状改善不明显。刻下:言语思维障碍,自觉与人交流困难,口干,头晕,头痛,紧张不安,多梦,胸闷,自觉大声呼喊才觉舒服。

切诊:脉濡细。

此为气阴不足,痰湿上蒙,肝气郁滞,心神失养,治当化痰开窍,疏肝解郁,以孙光荣解郁开窍汤为基础方加减。处方:

西洋参10g	生黄芪10g	紫丹参12g
制远志10g	石菖蒲10g	川郁金10g
云茯神12g	炒枣仁12g	合欢皮10g
法半夏10g	广陈皮10g	明天麻10g
制首乌12g	蔓荆子10g	西藁本10g
生甘草5g		

14剂,水煎服,每日1剂,早晚分服。

2013年5月31日 二诊

脉弦滑,舌淡红,苔少。服前方后,头痛、头晕、口干均明显减轻。紧张不安稍有缓解,自觉心中遇事无主意,与人交流反应迟缓,多梦。平时对自己要求过高。

西洋参10g	生黄芪10g	紫丹参10g
制远志10g	石菖蒲10g	川郁金10g

云茯神 12g	炒枣仁 12g	合欢皮 10g
清半夏 10g	广陈皮 10g	制首乌 15g
生甘草 5g		

14 剂,水煎服,每日 1 剂,早晚分服。

2013 年 6 月 21 日　三诊

脉弦缓,舌淡红,苔少。服前方后,自述反应迟缓、紧张不安较前减轻,多梦已不明显。

生晒参 10g	生黄芪 10g	紫丹参 10g
制远志 10g	石菖蒲 10g	川郁金 10g
云茯神 12g	炒枣仁 10g	西藁本 10g
制首乌 12g	明天麻 10g	石决明 15g
生甘草 5g		

28 剂,水煎服,每日 1 剂,早晚分服。

2013 年 8 月 30 日　四诊

脉弦小,舌红,苔薄白。服药至今无特殊不适,能与人正常交流,已不紧张焦虑。

西洋参 10g	生黄芪 10g	紫丹参 10g
制远志 10g	石菖蒲 10g	川郁金 10g
云茯神 12g	炒枣仁 12g	合欢皮 10g
蔓荆子 10g	制首乌 15g	明天麻 10g
灯心草 3g	生甘草 5g	

14 剂,水煎服,每日 1 剂,早晚分服。

【按语】

此患者焦虑症 6 年,加重近半年,辨证属气阴不足,气郁痰湿上蒙心窍,治法以化痰开窍、疏肝解郁为主,方选孙光荣解郁开窍汤加减。组方以扶正为本,解郁、化痰、养心、降逆统筹治之。

【解读】

四诊审证:焦虑症 6 年。脉濡细,舌红,苔花剥。现面色黧黑无华,言语思维障碍,自觉与人交流困难,口干,头晕,头痛,紧张不安,多梦,胸闷,自觉大声呼喊才觉舒服。审证为:气阴不足,痰湿上蒙,肝气郁滞,心神失养。

审证求因:脉细,舌红,苔花剥,面色无华,口干,为气阴不足。脉濡,为痰湿之征。言语思维障碍,自觉与人交流困难,多梦,为痰湿上蒙心窍,神明失职,心神失养。头晕头痛、紧张不安、胸闷,为肝气郁滞,气机不利,肝阳上亢所致。

求因明机:患者气阴不足,不能充养面部则面色无华;濡润不能则口干、舌红、苔花剥。肝气郁结,气滞胸中则紧张不安、胸闷;肝阳上亢则头晕头痛;呼喊则胸中气机暂时通畅,故大声呼喊才觉舒服。气滞痰湿,心神失养则多梦;上蒙心窍,心主神明失司则言语思维障碍,自觉与人交流困难。综合分析,其病机为:气阴不足→肝气郁滞→痰湿上蒙心窍→心神失养→焦虑紧张。气阴不足为本,气郁痰湿为标。

明机立法:根据病机,治当化痰开窍,疏肝解郁。

立法处方:依据所立之治法,处方以孙光荣解郁开窍汤为主加减。

处方用药:首诊方中,西洋参、生黄芪、紫丹参益气活血,为君药组。川郁金清心化湿除烦,炙远志、石菖蒲宁心化痰开窍,云茯神定悸安神,炒枣仁养心除烦,合欢皮解郁安神,共为臣药组。广陈皮、法半夏燥湿化痰,制首乌、明天麻益下制上,蔓荆子、西薹本清利头目,共为佐药组。生甘草健脾和中,调和诸药,为使药之用。诸药合用,共奏益气养阴、疏肝解郁、化痰养心、平肝降逆之功效。二诊时,肝气上逆之症状缓解明显。三诊时,反应迟缓、紧张不安已见缓解,多梦已不明显,处方减去陈皮、半夏,增入石决明,加强平肝降逆之力。四诊时,焦虑诸症基本消失,故守法治疗,方中加入灯心草,增加清心之力,巩固治疗。

案10 头痛头晕

患者"头痛、头晕2年",透明隔囊肿可能,辨证为气虚血瘀、肝肾不足、痰湿停聚,治以益气活血、化痰利湿、益肝肾、平肝阳为主,运用孙光荣正天抑瘤汤加减而获效。

某男,25岁。

主因"头痛、头晕2年"于2012年4月20日就诊。

望诊:舌淡红,苔少。颅骨后侧局部凹陷。

闻诊:气短。

问诊:乏力,时有头痛、头晕,睡眠稍差,腰膝酸软。2012年3月30日北京某三甲医院颅脑MRI:透明隔间腔囊状扩张,双侧脑室额角受压变形。提示透明隔囊肿可能性大。颈部MRI检查未见异常。建议观察,未予治疗。

切诊:脉细。

此为气虚血瘀、肝肾不足、痰湿停聚,治以益气活血、化痰利湿、益肝肾、平肝阳为主,以孙光荣正天抑瘤汤为主方化裁,处方:

西党参 10g	生黄芪 12g	紫丹参 10g
山慈菇 10g	天葵子 10g	紫浮萍 20g
生薏米 20g	芡实仁 10g	穿山龙 10g
鹿角霜 5g	制首乌 20g	明天麻 10g
金毛狗脊 10g	补骨脂 10g	生甘草 5g

7剂,水煎服,每日1剂,早晚分服。

2012年4月27日 二诊

脉细,舌红,苔少。头痛头晕好转。

西洋参 10g	生黄芪 12g	紫丹参 10g
山慈菇 10g	天葵子 10g	猫爪草 10g
紫浮萍 10g	生薏米 15g	芡实仁 15g
鹿角霜 6g	制首乌 15g	明天麻 10g
金毛狗脊 10g	鸡内金 6g	炒杜仲 12g
生甘草 5g		

7剂,水煎服,每日1剂,早晚分服。

2012 年 5 月 11 日　三诊

脉细稍涩数,舌绛,苔白腻。头痛、头晕已消失,睡眠稍差。

西党参 15g	生黄芪 12g	紫丹参 10g
山慈菇 10g	制首乌 15g	明天麻 12g
金毛狗脊 10g	鹿角霜 5g	灵芝 5g
佩兰叶 6g	石菖蒲 10g	制远志 6g
云茯神 12g	炒枣仁 12g	生甘草 5g

7 付,水煎服,每日 1 剂,早晚分服。

【按语】

患者头痛头晕 2 年,以减轻头痛头晕、提高生存质量为治疗首要目标,因此治疗要标本兼顾。此辨证为气虚血瘀、肝肾不足、痰湿停聚,治以益气活血利湿、益肝肾、平肝阳为主而获效。

【解读】

四诊审证:脉细,舌淡红,苔少。乏力,气短,时有头痛、头晕,睡眠稍差,腰膝酸软。透明隔囊肿可能性大。审证为:气虚血瘀、肝肾不足、痰湿停聚。

审证求因:乏力气短,为气虚所致。腰膝酸软为肝肾不足,头痛头晕为肝阳上亢,失眠为心神失养。透明隔囊肿为痰瘀互结于脑。

求因明机:患者先天不足,肝肾亏虚,痰瘀互结于脑而成透明隔囊肿。肝肾不足、气虚则乏力气短、腰膝酸软,肝肾亏虚不能制约肝阳,阳亢于上则头痛、头晕。心失所养则失眠。综合分析,其病机为肝肾不足、气虚、痰瘀互结→肝阳上亢→头痛头晕。气虚、肝肾不足为本,痰瘀互结、肝阳上亢为标。

明机立法:根据所析之病机,治法以益气活血、化痰利湿、益肝肾、平肝阳为主。

立法处方:依据所立之治法,处方以孙光荣正天抑瘤汤化裁。

处方用药:首诊方中,西党参、生黄芪、紫丹参益气活血,为君药组。山慈菇、天葵子软坚散结,浮萍引药上行于脑,生薏米、芡实仁、穿山龙利湿化痰,共为臣药组。鹿角霜、制首乌、明天麻益肝肾、平肝阳,为佐药组。金毛狗脊、补骨脂补肝肾,生甘草调和诸药,共为使药组。全方恰合病机,标本兼顾,故二诊时头痛头晕减轻,依前方略事加减,三诊时头痛头晕已完全消失,因见白腻苔、睡眠稍差,故加入石菖蒲、制远志、佩兰叶、云茯神、炒枣仁等化湿、安神之品。

案 11 便 秘

患者因"大便不下半年,加重3个月"远程就诊,怀疑雷特综合征,辨证属气血不足、肾虚痰阻、津亏肠燥。治疗以益气和血、补肾填精、润肠通便为主,组方而获效。

某女,5.5岁。

主因"大便不下半年,加重3个月"于2014年3月6日远程会诊。

远程诊疗:患儿半年前出现大便不下,并逐渐加重,最近3个月不能自主排便。现在长沙某著名三甲医院住院,行系列相关检查,怀疑雷特综合征,给予对症治疗,3天一次灌肠治疗。经主治医师同意,求孙光荣教授远程诊疗。现患儿精神萎靡,面色少华,智力已严重下降,口干,无自主排便而痛苦不堪。

此疑为雷特综合征致便秘,辨证属气血不足、肾虚痰阻,津亏肠燥。治疗以益气和血、补肾化痰、润肠通便为主,处方:

生晒参 5g	生黄芪 5g	紫丹参 5g
巴戟天 2g	制首乌 6g	干鹿筋 2g
火麻仁 5g	蒲公英 8g	龙眼肉 8g
制远志 6g	石菖蒲 6g	灯心草 3g
法半夏 5g	广陈皮 5g	

3剂,水煎服,每日1剂,早晚分服。

服药1剂后约1小时,患儿即自主排出臭秽大便许多。排便后,患者精神萎靡之症也随之较前好转,遂停止灌肠对症治疗,继续口服汤剂。服完剩余2剂药的2天内,自主排便4次。患儿精神萎靡之症状基本消失,排便正常,遂出院。

【按语】

雷特综合征是一种性染色体显性遗传型神经系统疾病。目前尚无特效治疗,以对症治疗为主。此患儿以便秘为主要表现,病机气血不足、肾精亏虚为主,"小大不利治其标",但治标为主,并非孟浪攻下。过度攻伐,可使正气不支,不利于疾病治疗。故该患儿主以益气养血补肾而通便,兼以豁痰益智。

【解读】

四诊审证：患儿半年前出现大便不下，并逐渐加重，最近3个月不能自主排便。给予对症灌肠治疗。就诊时患儿精神萎靡，面色少华，智力已严重下降，口干，无自主排便而痛苦不堪。审证为气血不足、肾虚痰阻、肠燥津亏。

审证求因：精神萎靡、面色少华为气血不足、肾精亏虚所致；口干为津亏燥热所致；智力下降，为肾精亏虚、痰蒙清窍所致；便秘为气虚津亏、肠道失于濡运所致。

求因明机：气血不足，肾精亏虚则精神萎靡，面色少华；气虚、血虚、津亏，肠道推动无力，濡养失职则便秘；便秘日久，内生郁热而伤津，故口干。肾精亏虚、痰蒙清窍，神机失用则智力下降，排便不能自主。综合分析，此患儿病机为气血不足、肾精亏虚→痰蒙清窍→便秘、智力下降。气血不足、肾精亏虚为本，便秘为标。

明机立法：根据所析之病机，治法以益气活血、补肾化痰、润肠通便为主。

立法处方：依据所立之治法，自拟组方治疗。

处方用药：生晒参、生黄芪、紫丹参益气和血，为君药组。巴戟天、制首乌、干鹿筋补肾填精；火麻仁、龙眼肉养血润肠通便，蒲公英内清郁热而通便，制首乌又可补阴养血，润肠通便，共为臣药组。制远志、石菖蒲化痰益智安神，法半夏、广陈皮化痰，灯心草引药入心经，清心豁痰，共为佐使之药组。全方补虚祛实兼顾，立意全面，故能使便秘较快缓解。

案 12 脑梗死后遗症

老年女性患者,脑梗死后遗症、高血压病史,因"言语謇涩、左侧肢体欠利 2 年"就诊,辨证以气虚血瘀、肝肾不足为主,治疗以加减天麻钩藤饮益气活血、补益肝肾、平肝通络而取效。

某女,75 岁。

主因"言语謇涩、左侧肢体欠利 2 年"于 2011 年 12 月 6 日就诊。

望诊:舌淡红,苔薄黄。左侧肢体活动欠利。双下肢重度可凹性水肿。BP:145/82mmHg。

闻诊:言语謇涩。

问诊:疲乏,失眠,夜尿频,时有头晕。既往 1997 年、2009 年先后 2 次脑梗死。高血压、下肢静脉曲张病史。

切诊:脉弦细涩。

此为中风后遗症,辨证属气虚血瘀、肝肾不足,治疗当益气活血、补益肝肾。处方:

潞党参 12g	生黄芪 12g	紫丹参 10g
桑寄生 15g	老钩藤 12g	净全蝎 4g
制首乌 12g	明天麻 10g	紫浮萍 7g
石决明 15g	川杜仲 12g	川牛膝 12g
茯苓皮 10g	大腹皮 10g	车前子 10g
生甘草 5g		

28 剂,水煎服,每日 1 剂,早晚分服。

2012 年 3 月 27 日 二诊

脉弦,舌淡,苔少。服前方后言语謇涩改善,头晕消失,小腿仍水肿。BP:128/80mmHg。

潞党参 12g	生黄芪 12g	紫丹参 10g
桑寄生 15g	老钩藤 12g	净全蝎 4g
川牛膝 12g	石决明 15g	制首乌 12g
茯苓皮 10g	大腹皮 10g	车前子 10g
净水蛭 5g	上肉桂 1g	紫浮萍 10g

云茯神 12g	炒枣仁 10g	生甘草 5g

28 剂,水煎服,每日 1 剂,早晚分服。

2012 年 6 月 19 日　三诊

脉细,舌淡苔少。服前方后,语言謇涩及下肢水肿均已明显改善,现左侧肢体沉重,如负数十斤重物。

潞党参 12g	生黄芪 12g	紫丹参 10g
桑寄生 15g	老钩藤 12g	紫浮萍 10g
制首乌 12g	净全蝎 4g	石决明 15g
净水蛭 5g	上肉桂 1g	络石藤 10g
伸筋草 10g	云茯神 12g	炒枣仁 10g
冬瓜皮 10g	车前子 10g	生甘草 5g

28 剂,水煎服,每日 1 剂,早晚分服。

2012 年 8 月 8 日　四诊

脉弦稍缓,舌绛,苔微黄。脑梗死后遗症。服前方后,言语较前明显流利,患肢活动较前自如。头顶微痛。

潞党参 12g	生黄芪 12g	紫丹参 10g
桑寄生 15g	老钩藤 15g	紫浮萍 10g
制首乌 12g	明天麻 10g	蔓荆子 10g
净水蛭 5g	上肉桂 1g	石决明 20g
伸筋草 10g	云茯神 12g	炒枣仁 10g
络石藤 12g	川牛膝 10g	生甘草 5g

28 剂,水煎服,每日 1 剂,早晚分服。

2012 年 11 月 27 日　五诊

脉弦紧,舌红,舌根苔微黄。服药后,肢体活动不利、言语謇涩明显好转,现有下肢轻微水肿,皮肤瘙痒。重度下肢静脉曲张。

潞党参 12g	生黄芪 12g	紫丹参 10g
桑寄生 15g	老钩藤 15g	紫浮萍 10g
制首乌 12g	明天麻 10g	蔓荆子 10g
白鲜皮 10g	地肤子 10g	大生地 10g
云茯神 12g	炒枣仁 12g	生甘草 5g

28 剂,水煎服,每日 1 剂,早晚分服。

【按语】

该患者脑梗死后遗症病史较长，以言语、肢体不利为主，辨证气虚血瘀、肝肾不足为主，伴有肝阳上亢，故治疗重在益气活血、补益肝肾，辅以平肝潜阳、舒筋通络、利水消肿。处方以加减天麻钩藤饮为主，加强益气活血、舒筋通络之力。方中全蝎可息风通络，除用于肢体不利、言语謇涩、头晕外，还可平息肝风，防止肝阳上亢而化风，寓"治未病"之义。

【解读】

四诊审证：脉弦细涩，舌淡红，苔薄黄。疲劳，言语謇涩，左侧肢体欠利，失眠，夜尿多，时有头晕，下肢水肿。既往脑梗死、下肢静脉曲张病史。审证为气虚血瘀，肝肾不足。

审证求因：疲劳、失眠、脉弦细为气虚所致；言语謇涩、肢体活动欠利为瘀阻经络所致；夜尿频为肝肾不足所致；头晕为肝肾不足、肝阳上亢而致；下肢水肿为血瘀水停所致。舌淡红、舌苔不腻、无畏寒肢冷，可除外痰湿、阳虚寒邪为患。

求因明机：患者2次脑梗死，久病入络，气虚血瘀，瘀阻经络，故可见疲劳、言语謇涩、肢体活动不利。心气不足，心神失养则失眠；瘀阻水停则双下肢水肿。肝肾不足则夜尿频；肝阳上亢则头晕时作。舌淡红苔薄黄，脉弦细涩，为气虚血瘀之征。综合分析，气虚血瘀为本，肢体不利、言语謇涩为标。

明机立法：依据所析之病机，确立治法以益气活血、补益肝肾为主。

立法处方：依据所立之治法，处方以加减天麻钩藤饮为主。

处方用药：首诊方中，潞党参、生黄芪、紫丹参益气活血，为君药组；桑寄生、老钩藤、净全蝎强筋骨、通经络，为臣药组；制首乌、明天麻、紫浮萍与石决明、川杜仲、川牛膝益肝肾、平肝阳，又可引药上行至脑，茯苓皮、大腹皮、车前子利水消肿，共为佐药组；生甘草健脾和中、调和诸药，与浮萍共为使药。全方共奏益气活血、益肝肾、通经络之功。二诊时，言语謇涩较前改善，头晕消失，血压正常，药已中的，加入水蛭以增大活血之力，略减平肝之药。三诊时，言语謇涩、水肿减轻，肢体活动仍不利，故加入络石藤、伸筋草以增通络柔筋之力。至五诊时，言语謇涩、下肢水肿、肢体欠利较首诊时均明显缓解，故间断服药巩固，配合成药治疗。

案 13　老 年 痴 呆

老年痴呆患者,以"答不切题 1.5 年"就诊,辨证属肾虚痰瘀,治疗以益肾填精、化痰活血为主,宗还少丹、通窍活血汤之义,组方而取效。

胡某,男,64 岁。

主因发现"答不切题 1.5 年"于 2013 年 8 月 2 日就诊。

望诊:反应迟缓,表情呆板。舌淡,有齿痕,苔少。

闻诊:言语迟缓。

问诊:答不切题,远期记忆力尚可,近期记忆力明显下降。计算力正常。乏力,困倦思睡,饮食正常,尿黄。既往脑梗死病史。已戒烟 22 年。

切诊:脉细无力。

此为痴呆,证属气血不足、肾精亏虚、痰瘀互阻、上蒙清窍,治疗当以益气活血、补肾填精、化痰益智为主,处方:

生晒参 12g	生黄芪 15g	紫丹参 10g
巴戟天 6g	胡桃肉 10g	全当归 10g
制远志 10g	石菖蒲 10g	灯心草 3g
制首乌 15g	明天麻 10g	净水蛭 5g
上肉桂 1g	紫浮萍 10g	生甘草 5g

14 剂,水煎服,每日 1 剂,早晚分服。

2013 年 8 月 20 日　二诊

脉迟细,舌淡,有齿痕,苔少。记忆力、应答能力有所改善。家属代诉:服前方后症状有所改善,以前说起既往的事没完没了,现在说一会就不说了,眼神不那么呆滞了,可正常外出活动、打乒乓球。

生晒参 12g	生黄芪 15g	紫丹参 10g
制远志 10g	石菖蒲 10g	灯心草 3g
巴戟天 6g	胡桃肉 10g	全当归 10g
制首乌 15g	明天麻 10g	净水蛭 5g
上肉桂 1g	紫浮萍 10g	蔓荆子 7g
生甘草 5g		

14 剂,水煎服,每日 1 剂,早晚分服。

2013 年 10 月 18 日 三诊

脉弦缓,舌淡红、有齿痕,苔薄白。服前方后,症状好转。双目已不呆滞,讲话已有笑容,已不经常犯困。

生晒参 12g	生黄芪 15g	紫丹参 10g
制远志 10g	石菖蒲 10g	粉葛根 10g
巴戟天 8g	全当归 10g	制首乌 15g
明天麻 10g	净水蛭 5g	上肉桂 1g
紫浮萍 10g	蔓荆子 7g	生甘草 5g

14 剂,水煎服,每日 1 剂,早晚分服。

2013 年 12 月 13 日 四诊

脉弦缓,舌淡红、有齿痕,苔薄白。双目已不发直,眼神较前灵活,能跟家人聊天、看电视,能主动跟医生诉说一些症状,仍表情呆板,尿黄,大便稀溏。

生晒参 12g	生黄芪 10g	紫丹参 10g
石菖蒲 10g	制远志 10g	粉葛根 10g
巴戟天 7g	全当归 10g	制首乌 15g
明天麻 10g	净水蛭 5g	上肉桂 1g
胡桃肉 10g	紫浮萍 10g	蔓荆子 7g
川郁金 10g	焦神曲 15g	云茯神 12g
炒枣仁 10g	车前子 10g	生甘草 5g

7 剂,水煎服,每日 1 剂,早晚分服。

【按语】

痴呆一病,病机在于本虚标实,虚实夹杂,肾精亏损、气血不足为本,痰瘀互阻,上蒙清窍为标。故治疗以益肾填精、益气养血、化痰活血为主,标本兼顾。治疗上,在辨证论治的基础上,要注意益智、通窍、引经药(如远志、水蛭、浮萍等)的应用,用药贵在坚持,日久为功。必要时可制作成药,坚持服用。

【解读】

四诊审证:脉细无力,舌淡,有齿痕,苔少。答不切题,反应迟缓,表情呆板,远期记忆力尚可,近期记忆力明显下降,计算力正常,伴乏力,困倦思睡。审证为肾精亏虚、气虚、痰瘀互结。

审证求因:乏力、困倦思睡、舌淡有齿痕、脉细无力,为气虚所致;答不切题、反应迟缓、表情呆板、记忆力下降等痴呆之象,为肾虚痰瘀使脑髓消减、神明失用所致。

求因明机:肾精亏虚日久,髓海失充,脑髓失养;痰瘀互结,痰蒙清窍,脑脉瘀阻。虚、痰、瘀相互影响,而致脑之神机失用,故答不切题、反应迟缓、表情呆板、记忆力下降。气虚则乏力、脉细无力,气虚水湿运化失常,痰湿阻滞,故见困倦思睡、舌淡有齿痕。综而观之,此患者病机为肾精亏虚、气虚→痰瘀互阻→痴呆。肾精亏虚为本,痰瘀互阻为标。

明机立法:根据所析之病机,治法以益气活血、补肾化痰为主。

立法处方:依据所立之治法,处方宗还少丹、通窍活血汤之义组方。

处方用药:首诊方中,生晒参、生黄芪、紫丹参益气活血,为君药组。巴戟天、胡桃肉、全当归益肾填精生髓;制远志、石菖蒲、灯心草化痰益智、清心安神,二组药物共为臣药组。制首乌、明天麻、净水蛭益肾活血,通利脑窍,为佐药组;肉桂矫正水蛭之腥味,浮萍引药上行入脑,生甘草健脾益气,调和诸药,共为使药组。全方共奏益气活血、益肾化痰之功,使脑髓得充、神机复用。药症相合,故二诊、三诊时症状得以缓解,二诊处方之中加蔓荆子以增清利脑窍之功。四诊时,有大便稀溏,故对症加焦神曲、车前子健脾化湿之力。

杂 病

案1　面部痤疮反复发作

主因"面部痤疮反复发作一年半"就诊,辨证为气阴不足、肺胃血热、湿瘀互结,治疗以益气凉血、利湿活血为主,兼顾养阴、祛风,以自拟孙光荣清利止痒方化裁而取效。

某女,33岁。

主因"面部痤疮反复发作1.5年"于2012年6月19日就诊。

望诊:舌红,苔少。面部多发痤疮,颏下为多,色红、暗相间,有轻微瘢痕。

问诊:一年半来,面部尤其是颏下反复出现痤疮、瘙痒,伴乏力,心烦,大便不畅。性情急躁。

切诊:脉弦小。

此为气阴不足、肺胃血热、湿瘀互结,治当以益气活血,清热凉血祛湿为主。处方:

西党参 10g	生黄芪 10g	紫丹参 10g
全当归 10g	大生地 10g	赤芍药 10g
川郁金 10g	生薏米 15g	芡实仁 15g
蒲公英 12g	金银花 12g	紫花地丁 10g
白鲜皮 10g	地肤子 10g	麦门冬 15g
生甘草 5g		

7剂,水煎服,每日1剂,早晚分服。

随访:服药一周后,面部痤疮消失。

【按语】

痤疮病机较杂,既有血热,又有湿瘀,故治疗需照顾全面。该患者治疗以益气凉血、利湿活血为主,兼顾养阴、祛风。

【解读】

四诊审证:脉弦小,舌红,苔少。面部多发痤疮,颏下为多,色红暗相间,瘙痒,有轻微瘢痕。伴乏力,心烦,大便不畅。性情急躁。审证为气阴两虚、肺胃血热、湿瘀互结。

审证求因:面部痤疮、色红,舌红苔少,为阴虚血热。面部痤疮、色暗、瘢痕,为湿瘀互结于面部。脉弦小、乏力为气虚。心烦,舌红苔少,为心阴不足、心神失养。大便不畅,为阴虚津亏、大肠传导失司。

求因明机:患者气阴不足,故见乏力。气虚不能化湿、行血而生内湿、瘀血,湿瘀互结于面部而见痤疮色暗、瘢痕。阴虚血热、肺胃热盛,郁于头面而见面部痤疮、色红、瘙痒。阴虚血热、心阴不足致心神失养,则心烦。阴虚致大肠津亏,传导失司则见大便不畅。脉弦小、舌红苔少,均为气阴不足、血热之象。综合分析,此患者病位在面部,与肺、胃关系密切,其病机为气阴不足、肺胃血热→湿瘀互结→面部痤疮。气阴不足、肺胃血热为本,湿瘀互结为标。

明机立法:根据病机,确立治法以益气养阴、凉血活血、清热利湿为主。

立法组方:依据所立之治法,处方以自拟孙光荣清利止痒方为主化裁。

组方用药:西党参、生黄芪、紫丹参益气活血,为君药组。全当归、大生地、赤芍药凉血活血,川郁金、生薏米、芡实仁清热利湿,共为臣药组。金银花、蒲公英清解肺胃之热,紫花地丁清热散结,白鲜皮、地肤子祛风利湿止痒,麦门冬养心肺之阴,麦门冬配大生地养阴润燥以复大肠之津。二组共为佐药组。生甘草清热解毒,为使药之用。全方诸药相合,共奏益气养阴、凉血活血、清热利湿散结之功,甚合病机,起效迅速。服药7剂,二诊时,痤疮即消失。

孙光荣清利止痒方由西洋参、生黄芪、紫丹参、大生地、全当归、赤芍药、生薏米、芡实仁、白鲜皮、地肤子、蒲公英、金银花、车前子、生甘草组成,功效可清热凉血利湿,适用于血热、湿热所引起之瘙痒症。

案2 特发性血小板减少性紫癜

特发性血小板减少性紫癜反复发作近20年,证属气血不足,肝肾阴虚,阴虚内热,治疗以益气养血,滋阴清热为主,以孙光荣清癜饮加减而获效。

某女,65岁。

主因"特发性血小板减少性紫癜反复发作近20年,又发半个多月"于2013年3月5日就诊。

望诊:舌淡红,苔薄白。双侧前臂、小腿可见散在瘀点。

闻诊:气短。

问诊:自述约20年前,因下肢紫癜在北京某医院就诊,经骨穿诊断为"特发性血小板减少性紫癜",给予激素治疗(具体方案不详)后好转。但此后,病情反反复复,一般醋酸泼尼松(强的松)减少到3~5片时,病情每多反复。此次半个多月前发作,口服强的松40mg每日1次,已半个月。2012年3月4日在该院复查显示:PLT:34×10^9/L,PT-S:29.89↑,INR:2.47↑,PT-R:28%↓。刻下:乏力,眼干,口干,紫癜,失眠。

切诊:脉弦小且数。

此为慢性特发性血小板减少性紫癜,证属气血不足,肝肾阴虚,阴虚内热,治疗当以益气养血、滋阴清热为主,以孙光荣清癜饮加减,处方:

西党参15g	生黄芪20g	紫丹参3g
淡紫草15g	芡实仁30g	生薏米15g
女贞子10g	黑桑椹10g	阿胶珠10g
川杜仲12g	川牛膝10g	云茯神12g
炒枣仁12g	合欢皮10g	生甘草5g

7剂,水煎服,每日1剂,早晚分服。

2013年4月11日 二诊

甲状腺核医学检查:结节性甲状腺肿。2013年4月2日做甲状腺彩超:左侧5.0cm×4.3cm×2.2cm,内可见低回声结节,最大约1.3cm×1.1cm,右侧5.7cm×4.8cm×3.0cm,内可见低回声结节,最大约1.8cm×1.3cm。

2013年3月27日检查:FT_3 4.22pg/ml↑,FT_4 2.03pg/ml↑,T_3 1.12ng/ml,

T_4 9.55μg/dl,TSH 10.007uIU/ml ↓。

脉弦小,舌红,苔少。服前方后紫癜基本消失,PLT 176×10^9/L。口干、眼干,偶有心悸。结节性甲状腺炎,现以激素(药物不详)每日 3 片维持。

西党参 15g	生黄芪 20g	紫丹参 3g
淡紫草 12g	芡实仁 30g	生薏米 20g
女贞子 12g	阿胶珠 10g	大红枣 10g
川杜仲 12g	川牛膝 10g	云茯神 12g
炒枣仁 12g	夜交藤 12g	山慈菇 12g
珍珠母 15g		

7 剂,水煎服,每日 1 剂,早晚分服。

2013 年 5 月 14 日　三诊

2013 年 5 月 5 日查血常规:PLT 195g/l,WBC 10.61×10^9/l,Hb 120g/l。2013 年 4 月 17 日 hTSH 0.004 3uIU/ml,余四项均正常。2013 年 12 月 16 日查:PAIgG(血小板表面相关抗体)3 837。脉弦小,舌红,苔少。服前方后明显好转,双目干涩,口干。结节性甲状腺肿。自 2013 年 4 月 21 日开始服强的松第一日 2 片、第二日 1.5 片,反复交替服用。

西党参 15g	生黄芪 20g	紫丹参 3g
淡紫草 15g	芡实仁 30g	生薏米 20g
女贞子 12g	阿胶珠 10g	大红枣 10g
云茯神 12g	炒枣仁 12g	夜交藤 12g
山慈菇 12g	珍珠母 15g	炒栀子 10g
麦门冬 15g		

7 剂,水煎服,每日 1 剂,早晚分服。

随访 1 年,血小板维持正常水平,激素已停药半年多。

【按语】

该患者特发性血小板减少性紫癜病程多年,气血不足、肝肾阴虚,治疗当重用益气药,气足以摄血;养血止血又不可止血留瘀;补益肝肾又不能过于温燥,以防重伤肝肾之阴,处方以自拟清癜饮治之。淡紫草、生薏米、芡实仁,为升血小板之专用药组,在治疗血小板低下时,可供参考应用。

【解读】

四诊审证： 脉弦小且数,舌淡红,苔薄白。双侧前臂、小腿可见散在瘀点。失眠,眼干,口干,乏力气短。审证为气血不足、肝肾阴虚、阴虚血热。

审证求因： 患者慢性病程,乏力气短为气血不足。脉弦小数,眼干、口干,为阴虚内热。双侧前臂、小腿散在瘀点,为气不摄血、血溢皮下。失眠为血不养心所致。

求因明机： 患者特发性血小板减少性紫癜反复发作,慢性病程,气血不足,则乏力气短,气不摄血则紫癜发作,血不养心则失眠。病程日久,气血不足,累及肝肾,再兼大剂量激素治疗,耗伤肝肾之阴,阴虚内热,则眼干、口干。其病机为:气血不足→气不摄血→日久累及肝肾→阴虚内热。气血不足、肝肾不足为本,阴虚内热为标。

明机立法： 根据所析之病机,确立治法以益气养血、滋阴清热为主,兼顾养心安神。

立法处方： 依据所立之治法,处方以孙光荣清癥饮化裁。

处方用药： 首诊方中,西党参、生黄芪、紫丹参益气和血,为君药组,重用西党参、生黄芪补气,意在"无形之气所当急固",少量紫丹参凉血散血,使止血不留瘀。淡紫草、芡实仁、生薏米清热凉血渗湿,孙光荣教授每用之意在提升血小板计数,女贞子、黑桑椹、阿胶珠养血滋阴,川杜仲、川牛膝补益肝肾,共为臣药组。阿胶珠、生甘草相配,又可养血止血。云茯神、炒枣仁、合欢皮养心安神,为佐药组。生甘草清热解毒、调和诸药,为使药之用。诸药相合,共奏益气养血、滋阴清热、凉血止血之功。服药1个多月,二诊时血小板由 $34×10^9$/L 升至 $176×10^9$/L,强的松由每日8片减至每日3片,药已明显见效,故稍事加减,守法治疗。因甲状腺结节,故加用山慈菇、珍珠母软坚散结。三诊时,血小板升至 $195×10^9$/L,激素用量继续减小,继续守法治疗,口干目干对症加入加入炒栀子、麦门冬。药证相符,所以能取得较好效果。

孙光荣清癥饮,全方由西洋参、生黄芪、紫丹参、淡紫草、芡实仁、生薏米、女贞子、墨旱莲、西茜草、全当归、大生地、生甘草组成,功效益气养血、凉血止血,适用于气血不足、血热之紫癜。

案3 原发性血小板增多症

患者原发性血小板增多症 13 年,合并更年期综合征,证属气虚血瘀;心阴不足、肝气失和,治疗当益气活血化瘀,柔肝养心安神,处方宗四物汤合孙光荣安神定志汤化裁而获效。

某女,49 岁。

主因"确诊原发性血小板增多症 13 年"于 2014 年 1 月 14 日就诊。

望诊:舌淡红,苔薄白。面部有散在色素沉着。

问诊:血小板升高 13 年,最高达 $1\,100 \times 10^9$/L。目前用干扰素 300 万 μ,每周 2 次,皮下注射,PLT 计数约控制在 700×10^9/L。伴乏力,腹胀,月经先后不定期,阵发潮热多汗,失眠,头痛。纳可,二便调。

切诊:脉弦紧。

此为原发性血小板增多症,更年期综合征,证属气虚血瘀;心阴不足、肝气失和,治疗当益气活血化瘀,柔肝养心安神,处方:

生晒参 10g	生黄芪 10g	紫丹参 10g
大生地 10g	赤芍药 10g	草红花 7g
全当归 10g	白鲜皮 10g	粉葛根 10g
浮小麦 15g	大红枣 10g	生甘草 5g
云茯神 15g	炒枣仁 10g	龙眼肉 10g
制厚朴 6g		

14 剂,水煎服,每日 1 剂,早晚分服。

2014 年 3 月 4 日 二诊

服药 14 剂,恰逢春节,停药至今。脉弦,舌淡红,苔薄黄。现潮热汗出基本消失,睡眠好转,头痛减轻。近日查 PLT:617×10^9/L。

生晒参 10g	生黄芪 10g	紫丹参 10g
大生地 10g	赤芍药 10g	草红花 10g
全当归 10g	白鲜皮 10g	粉葛根 10g
云茯神 15g	炒枣仁 10g	龙眼肉 10g
山慈菇 10g	蒲公英 12g	月季花 10g
生甘草 5g		

7剂,水煎服,每日1剂,早晚分服。

2014年3月11日 三诊

今日复查血小板:379×10⁹/L。脉弦,舌淡红,苔薄黄。头痛消失,失眠减轻,多梦。上周自行服用胎盘1具,煮熟,加入葱、姜、花椒等佐料。

生晒参 10g	生黄芪 10g	紫丹参 10g
大生地 10g	赤芍药 10g	草红花 10g
白鲜皮 10g	全当归 10g	粉葛根 10g
云茯神 15g	炒枣仁 10g	龙眼肉 10g
山慈菇 10g	蒲公英 12g	月季花 10g
灯心草 10g	生龙齿 15g	生甘草 5g

7剂,水煎服,每日1剂,早晚分服。

2014年4月17日 四诊

2014年4月4日复查血小板为388×10⁹/L。脉弦紧,舌淡红,苔薄黄。多汗,失眠,多梦。月经经期紊乱。

生晒参 10g	生黄芪 10g	紫丹参 10g
大生地 10g	赤芍药 10g	白鲜皮 10g
全当归 10g	草红花 10g	浮小麦 15g
大红枣 10g	云茯神 15g	炒枣仁 10g
龙眼肉 10g	山慈菇 10g	珍珠母 15g
生甘草 5g	女贞子 10g	月季花 10g

7剂,水煎服,每日1剂,早晚分服。

【按语】

此患者为原发性血小板增多症和更年期综合征,故治疗用药兼顾了此两种疾病。治疗原发性血小板增多症,用药以益气活血养血为主;治疗更年期综合征,用药以自拟之安神定志汤加减。在治疗血小板问题时,可选紫草、芡实、薏米用于血小板下降,红花、月季花用于血小板升高,生地炭用于血小板减少,生地黄用于血小板增多。

【解读】

四诊审证:脉弦紧,舌淡红,苔薄白。面部有散在色素沉着,血小板升高,伴乏力,腹胀,月经先后不定期,阵发潮热多汗,失眠,头痛。纳可,二便调。审证为气虚血瘀,心阴不足,肝气失和。

审证求因:脉弦紧、面部散在色素沉着、血小板增多,为气滞血瘀;乏力,气虚、湿证均可导致,结合舌淡红、苔薄白,可判断此患者之乏力为气虚所致。月经先后不定期、阵发性潮热多汗、失眠、头痛,结合年龄,判断为经断前后诸证(更年期综合征),为心阴不足、肝气失和所致。腹胀,可由胃肠气滞或脾虚导致,结合患者纳可、二便调,可基本排除脾虚之由。

求因明机:此患者原发性血小板增多症无出血之征,可除外气不摄血,因此推断其病机为气虚血瘀。气虚血瘀,故见乏力、血小板增多、面部色素沉着。患者49岁,天癸衰竭之期,心阴不足、肝气失和、心神失养则见经断前后诸证,如月经前后不定期、阵发性潮热多汗、失眠、头痛等;胃肠气滞则腹胀。原发性血小板增多症病机为气虚血瘀,更年期综合征病机为心阴不足、肝气失和。

明机立法:根据其病机,治法以益气活血、养心柔肝、安神定志为主。

立法处方:依据所立之治法,以四物汤合孙光荣安神定志汤为基础方化裁。

处方用药:首诊方中,生晒参、生黄芪、紫丹参益气活血,为君药组。大生地、赤芍药、草红花、全当归活血养血,针对血小板增多,浮小麦、大红枣、生甘草养心柔肝敛汗,取甘麦大枣汤之义,针对更年期综合征,二组药物共为臣药组。云茯神、炒枣仁、龙眼肉养心安神,为佐药组。白鲜皮,孙光荣教授认为可用于美容,对消除面部色素沉着可有一定功效;粉葛根为对症头痛而用,制厚朴为除腹胀而设,三药共为使药组。全方用药兼顾原发性血小板增多症和更年期综合征。二诊时,潮热多汗基本消失,失眠好转,故减去甘麦大枣汤,增加活血散结之力,因苔黄,增入山慈菇、蒲公英、月季花散结活血解毒。三诊时,血小板计数明显下降,故守法治疗,因多梦,故加入生龙齿、灯心草以清心安神,继续治疗。

案4 劳 淋

患者泌尿系感染反复发作而成劳淋，已9年。辨证属脾肾不足、湿热下注，治疗以清利湿热、健脾和胃补肾组方而获效。

某女，56岁。

主因"反复泌尿系感染9年，加重10天"于2013年7月12日就诊。

望诊：舌淡红，苔薄白、黏。

闻诊：气短。

问诊：近9年来，泌尿系感染反复发作，动辄尿频、尿急、尿痛，患者在多家医院治疗无明显效果，已丧失治疗信心，伴发轻度抑郁。期间曾口服三金片、肾舒颗粒、多种抗生素治疗，均只能缓解一时，但停药或稍有劳累后又发作如初。此次10天前，劳累后又发作泌尿系感染。刻下：尿频、尿急、尿痛、尿灼热，伴乏力，胃胀略痛，纳呆，腰酸。

切诊：脉细数。

西医诊断为复发性泌尿系感染，中医诊断为劳淋。辨证属湿热下注，脾肾不足，治疗当健脾益肾、清热利湿，处方：

太子参12g	生黄芪10g	紫丹参10g
乌贼骨12g	西砂仁4g	广橘络7g
蒲公英10g	扁蓄草12g	白茅根12g
车前仁10g	川杜仲10g	川牛膝10g
炒白术10g	焦神曲10g	田三七6g

7剂，水煎服，每日1剂，早晚分服。

2013年7月19日 二诊

脉细，舌淡红，苔薄白。服上药3剂，尿频、尿急、尿痛、尿灼热症状即消失，胃胀、腰酸减轻。处方：

西党参12g	生黄芪10g	紫丹参10g
乌贼骨12g	西砂仁4g	广橘络7g
扁蓄草10g	白茅根10g	车前仁10g
川杜仲10g	川牛膝10g	田三七6g
炒白术10g	焦神曲10g	

14剂,水煎服,每日1剂,早晚分服。

2013年8月8日 三诊

脉细,舌淡红,苔薄白。服药后至今,泌尿系感染未再发作,心情大好,体力可,纳眠可,胃胀消失,略腰酸。调理脾肾为主,以资巩固。

西党参12g	生黄芪10g	紫丹参10g
乌贼骨12g	西砂仁4g	广橘络7g
扁蓄草10g	川杜仲10g	川牛膝10g
田三七6g	炒白术10g	焦神曲10g

14剂,水煎服,每日1剂,早晚分服。

随访至2014年底,泌尿系感染仅发作2次。

【按语】

劳淋一病,病程缠绵,本虚标实。标实多以湿热为主,本虚多涉及脾肾,侧重于某脏,又需辨别。久病多瘀,故复发性泌尿系感染的治疗,在辨证论治的基础上,需酌加活血化瘀之品。

【解读】

四诊审证: 近9年来,患者泌尿系感染反复发作,动辄尿频、尿急、尿痛。此次10天前,劳累后又发作。现脉细数,舌淡红,苔薄白黏。尿频、尿急、尿痛、尿灼热,伴乏力,气短,胃胀略痛,纳呆,腰酸。审证为:湿热下注、脾肾不足。

审证求因: 尿频、尿急、尿痛、尿灼热,为湿热下注、蕴结膀胱。乏力、气短为气虚;纳呆、胃胀痛,为脾气虚弱、胃气失和;腰酸为肾气不足。泌尿系感染反复发作、遇劳继发,为正气不足,结合此患者临床表现,可判断为脾肾气虚。

求因明机: 患者泌尿系感染反复发作,久淋不愈、日久伤正,致脾肾气虚,遇劳则正气更伤,气化不行,故泌尿系感染反复发作、遇劳即发。湿热下注、蕴结膀胱,则见尿频、尿急、尿痛、尿灼热。脾肾气虚,则见乏力、气短、纳呆、腰酸;胃气失和,不通则痛,则胃胀略痛。综合分析,此患者病机为:脾肾不足⇄湿热下注→蕴结膀胱→尿频、尿急、尿痛、尿灼热。正虚邪实,脾肾不足为本,湿热下注为标。

　　明机立法：根据所析之病机，初始治疗可标本兼治，治标为主，治法为清利湿热、健脾和胃益肾。待尿频、尿急、尿痛等诸症缓解后，可以治本为主，健脾补肾，兼顾清利湿热。

　　立法处方：依据所立之治法，自拟组方。

　　处方用药：首诊方中，太子参、生黄芪、紫丹参益气和血，为君药组。蒲公英、萹蓄草、白茅根、车前子清利下焦湿热，为臣药组。川杜仲、川牛膝补肾利湿、炒白术、焦神曲健脾化湿。孙光荣教授认为，久病入络，泌尿系感染反复发作，可入络生瘀，故加用田三七活血化瘀通络，还可止胃痛。此五药共为佐药组。乌贼骨、西砂仁、广橘络和胃理气，为使药组。全方共奏清利湿热、健脾益肾之功，符合此劳淋病机，症状照顾全面，故服药三剂即尿道不适症状消失，伴随症状减轻。二诊时，去蒲公英，稍减清利湿热之力。三诊时，治疗以调理脾肾为主，兼顾清热利湿，扶正为主，使正气足而减少劳淋发作。随访1年余，仅发作2次泌尿系感染。

案 5　五 心 烦 热

患者以"五心烦热两年半"为主因就诊,辨证属阴虚内热、肝阳上亢,治疗以孙光荣滋阴潜阳汤为主化裁取效。

某女,68 岁。

主因"五心烦热两年半"于 2011 年 9 月 29 日就诊。

望诊:舌红,苔微黄燥。面颊微红。BP:150/92mmHg。

问诊:五心烦热,自觉抓凉东西才感舒服,口苦口干,时有头晕,腹胀。纳眠调,右手指麻木。糖尿病 6 年,规律服用降糖药,空腹血糖控制在 7~9mmol/L,餐后血糖 8~11mmol/L。高血压多年,口服药物治疗,近来血压稍有波动。

切诊:脉细数。

此为糖尿病、高血压病、糖尿病周围神经病变,辨证以阴虚内热、肝阳上亢为主,治疗当滋阴清热、平肝潜阳,处方:

石决明 20g	川杜仲 12g	川牛膝 12g
银柴胡 12g	地骨皮 12g	制鳖甲 15g
白扁豆 12g	金石斛 10g	麦门冬 10g
桑寄生 15g	嫩桑枝 12g	老钩藤 12g
大腹皮 10g		

14 剂,水煎服,每日 1 剂,早晚分服。

2011 年 12 月 6 日　二诊

脉沉细,舌绛,苔稍黄。服药 1 个月,五心烦热消失,口干口苦减轻。四末偶有刺痛,左头偶有刺痛,大便稍干。BP:140/82mmHg。

生石决明 20g	川杜仲 12g	川牛膝 12g
银柴胡 10g	制鳖甲 10g	地骨皮 10g
桑寄生 15g	钩藤 12g	净全蝎 3g
生蒲黄 15g	火麻仁 10g	金石斛 10g
大腹皮 10g		

14 剂,水煎服,每日 1 剂,早晚分服。

【按语】

此患者初诊时,阴虚内热标证突出,故治疗侧重于滋阴清热、平肝潜阳。二诊时,阴虚内热明显缓解,故增强通络之力。糖尿病引起的周围神经病变,病程缠绵,卒然之间不能取效,故治疗需有耐心。

【解读】

四诊审证:脉细数,舌红,苔微黄燥。五心烦热,自觉抓凉东西才感舒服,口苦口干,时有头晕,腹胀。纳眠调,右手指麻木。审证为阴虚内热,肝阳上亢。

审证求因:脉细数,舌红,苔微黄燥,五心烦热,口苦口干,为阴虚内热、津液不足。头晕,病有多端,此患者结合其他症状,辨为肝阳上亢。腹胀,为胃肠气滞。

求因明机:患者消渴多年,血糖控制不佳,阴虚内热、津液不足,故口苦、口干,五心烦热。肝肾阴虚,不能制约肝阳,肝阳上亢,故见头晕;肝风上炎,又病日久入络,阻滞经络,故见手指麻木。胃肠气滞则见腹胀。综合判断,此患者病机主要为阴虚内热→热盛伤津,阴不制阳→肝阳上亢。阴虚内热为本,肝阳上亢为标。

明机立法:根据所析之病机,确立治法以滋阴清热,平肝潜阳为主,兼顾理气。

立法处方:依据治法,以孙光荣滋阴潜阳汤为基础方加减。

处方用药:首诊方中,石决明、川杜仲、川牛膝滋补肝肾、平肝潜阳,银柴胡、地骨皮、制鳖甲滋阴清热,制鳖甲又可滋阴潜阳,共为君药组。白扁豆、金石斛、麦门冬健脾养阴,助滋阴之力,为臣药组。桑寄生、嫩桑枝、老钩藤柔筋通络、益肾平肝,为手指麻木而设,又助平肝之力,为佐药组。大腹皮行气宽中,除脘腹胀满,为使药之用。全方恰合病机,共奏滋阴清热、平肝潜阳之功。服药1个月,2个月后再诊,五心烦热消失,口干口苦减轻,阴虚内热缓解,故治疗上加强通络之力,去白扁豆、嫩桑枝、麦门冬,增入净全蝎祛风通络平肝,生蒲黄活血化瘀止痛,火麻仁润肠通便,继续治疗。

孙光荣滋阴潜阳汤,全方由西洋参、生黄芪、紫丹参、石决明、川杜仲、川牛膝、银柴胡、地骨皮、制鳖甲组成,具有益气活血、滋阴潜阳之功效,适用于阴虚阳亢、阴虚内热证。如肝阳上亢较为明显,而又无气虚之证时,可去掉西洋参、生黄芪、紫丹参之三联药组。

案 6 男 性 不 育

患者不育 1 年余,辨证以气血不足、肾精亏虚为主,治法以益气和血、温补肾精为主,治疗宗右归丸化裁,组方用药而获效。

某男,35 岁。

主因"不育 1 年余"于 2013 年 4 月 16 日就诊。

望诊:舌淡红苔少。面色㿠白,疲倦面容。

闻诊:声低气短。

问诊:婚后 1 年多,夫妻同居未避孕而未孕,在某三甲医院生殖中心诊为"男性不育"。伴腰酸,勃起功能稍差。因工作关系长期熬夜。2013 年 2 月精液常规:液化时间 40 分钟,精子活动度 25%,死精达 90%,白细胞 15~20。夫妻关系融洽,性情温和。

切诊:脉虚细。

此为男性不育,证属气血不足,肾精亏虚,治法以益气养血、温补肾精为主,仿右归丸之义治疗。处方:

生晒参 12g	生黄芪 15g	紫丹参 10g
菟丝子 10g	龟甲胶 10g	鹿角胶 10g
淫羊藿 10g	全当归 12g	干仙茅 10g
北枸杞 15g	山萸肉 7g	川杜仲 12g
生甘草 5g		

7 剂,水煎服,每日 1 剂,早晚分服。

2013 年 5 月 14 日　二诊

服药 14 剂,因出差去国外而停药至今,现脉细,舌淡红苔薄白。腰酸、疲乏、勃起功能障碍等症基本消失。药已见效,继服原方 7 剂以资巩固。

随访:患者因工作忙碌,期间出国工作近 4 个月,间断服用中药约 60 剂以为调理,不适症状消失,其妻 2014 年 2 月已顺利怀孕。

【按语】

该患者不育,辨证以气血、肾精亏虚为主,故治疗宗右归丸义组方,治以益气和血、温补肾精。组方用药时,要注意阴阳互根互用的关系,灵活运用滋阴填精之枸杞、山茱萸、龟甲胶、当归等药与温阳益气之生晒参、生黄芪、鹿角胶、淫羊藿、仙茅等药。方中温阳之药未用辛燥大热之附子、肉桂，而以淫羊藿、仙茅代之，使温而不燥，温阳效力持久。

【解读】

四诊审证：脉虚细，舌淡红苔少。面色㿠白，疲倦面容，气短声低，腰酸，勃起功能稍差。因工作关系长期熬夜。审证为气血不足、肾精亏虚。

审证求因：面色㿠白、疲倦面容、气短声低，为气血不足；腰酸、勃起功能障碍、精子异常，结合脉虚细、舌淡红苔少，可判断为肾精亏虚，除外湿热、肝郁之因。

求因明机：患者失于调养，再加工作过于劳累，日久耗伤，致气血不足、肾精亏虚。气血不足，阳气失于温煦，则面色㿠白，疲倦面容，气短声低。腰者肾之府，肾精亏虚则腰酸；肾精亏虚，主生殖功能不足，则精子异常、勃起功能障碍、不育。综合来看，其病机为：失于调养→气血不足→肾精亏虚→不育。气血不足、肾精亏虚为本，男性不育为标。

明机立法：根据其病机，治法以益气和血、温补肾精为主。

立法处方：依据所立之治法，仿右归丸之义组方。

处方用药：首诊方中，生晒参、生黄芪、紫丹参益气和血，为君药组。形不足者，温之以气，故生晒参、生黄芪用量相对较大。精不足者，补之以味，故以菟丝子、鹿角胶、龟甲胶温补肾阳，填精补髓而不腻；淫羊藿、干仙茅、全当归温肾壮阳，养血和血，当归又助鹿角胶补养精血之力。二组功可温肾壮阳、补益精血，共为臣药组。北枸杞、山萸肉、川杜仲滋补肝肾，为佐药组。生甘草调和诸药，为使药之用。纵观全方，益气活血、温肾填精，温养而不燥，填精而不腻，恰合病机。故二诊时，已明显获效。效不更方，经治疗患者不适症状消失，其妻顺利怀孕。

主要参考文献

1. 薛武更. 国医大师孙光荣"中和"思想与临证经验集萃[M].北京:人民卫生出版社,2017.

2. 孙光荣. 论中医临床的思维模式——中医辨治六步程式解析[J].中医药通报,2017,16(4):1-5.

3. 杨建宇,李彦知,孙文正. 明医薪传:北京同仁堂中医大师孙光荣教授学术经验传承[M].北京:学苑出版社,2010.

4. 南京中医药大学. 中药大辞典[M].2版.上海:上海科学技术出版社,2006.

5. 王国强. 全国中草药汇编[M].北京:人民卫生出版社,2014.

6. 曹柏龙,杨建宇. 医道中和——国医大师孙光荣临证心法要诀[M].北京:中国中医药出版社,2017.

7. 朱庆文,郭海燕,杨建宇. 国医大师孙光荣临证学验集萃[M].郑州:中原农民出版社,2017.

8. 何清湖,黎鹏程. 国医大师孙光荣临证辑要[M].北京:中国中医药出版社,2019.

9. 薛武更,王兴,杨建宇,等. 治咳莫忘祛湿热[J].中国中医药现代远程教育,2013,11(14):144-145.

10. 龚兆红,孙贵香,杨玉芳,等. 孙光荣教授诊疗六步程式临床应用解读[J].中医临床研究,2019,11(27):1-3.

11. 尹周安,孙贵香,何清湖,等. 国医大师孙光荣论如何在医案中体现中医特色优势[J].湖南中医药大学学报,2018,38(1):4-6.

12. 薛武更,孙光荣. 国医大师孙光荣运用"三联药组"治疗带下病经验撷菁[J].湖南中医杂志,2017,33(3):19-21.

13. 王兴. 孙光荣学术思想和临床经验总结及孙氏胸痹汤治疗稳定性心绞痛气虚痰瘀证的临床研究[D].北京中医药大学,2017.

14. 薛武更,孙光荣.国医大师孙光荣治疗带下病[J].吉林中医药,2017,37(01):25-28.

15. 薛武更.调气活血抑邪汤理论基础及临床运用浅析[J].中国中医药现代远程教育,2013,11(13):143-145.

16. 王兴.国医大师孙光荣教授治疗妇科病的临床经验[J].中国中医药现代远程教育,2014,12(19):19-21.

17. 刘应科,孙光荣.肿瘤病症辨治心悟[J].湖南中医药大学学报,2016(3):1-4.

18. 刘应科,孙光荣.小儿咳喘病证辨治心悟[J].湖南中医药大学学报,2015(11):1-5.

19. 蔡铁如,佘建文.孙光荣研究员内外兼治直肠癌经验简析[J].湖南中医药导报,2000,6(6):9-10.

20. 王兴.孙光荣教授治疗风湿性心脏病的临床经验[J].中国中医药现代远程教育,2015,13(21):22-24.

21. 韩世辉.医道真功在于明心求谛　组方高妙在于平淡见奇——直寻孙光荣教授平淡方药见奇功[J].中国中医药现代远程教育,2013,11(9):107-108.

22. 孙光荣.医案研究与撰写的思路与方法[J].北京中医药大学学报(中医临床版),2013,20(5):3-6.

23. 李彦知.中和医派孙光荣教授典型验案赏析[J].中国中医药现代远程教育,2012,10(10):99-100.

24. 杨建宇,李彦知,张文娟,等.中医大师孙光荣教授中和医派诊疗肿瘤学术经验点滴[J].中国中医药现代远程教育,2011,9(13):5-12.

25. 杨建宇,孙文正,李彦知,等.孙光荣教授临床善用"角药"经验点滴[J].中国中医药现代远程教育,2011,9(02):23-25.

26. 韩世辉.孙光荣教授中和思想诊疗消化系统疾病经验初探[J].中国中医药现代远程教育,2012,10(7):145-146.

45